养 老 照 护 系 列 丛 书

徐启华 / 主编
生晶 王东峰 / 副主编

上海市认知症照护优秀案例集

SHANGHAI SHI RENZHI ZHENG ZHAOHU
YOUXIU ANLI JI

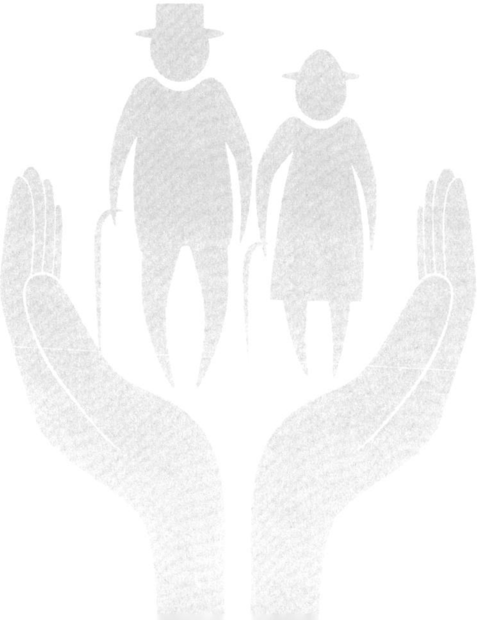

上海教育出版社

序　言

当前，我国正面临人口老龄化的考验，上海已成为深度老龄化城市。据统计，截至 2021 年底，上海市 60 岁以上户籍老年人口有 542.22 万人，占户籍总人口的 36.3%，80 岁及以上户籍高龄老年人口有 83.88 万人，占户籍老年人口的 15.5%。上海的人口预期寿命已达 84.11 岁。

随着人口老龄化程度加深，认知症患者人数也在日益增加。如何让认知症患者得到更专业的照料和更人文的关怀正在成为新的课题。近年来，上海在深化“9073”养老服务格局的基础上，持续推进“五位一体”社会养老服务体系建设。从 2018 年起，上海明确在养老服务机构设置“认知症照护床位”，营造家庭式住养环境，提供针对老年认知症患者的日常生活照护、生活自理能力训练、精神支持、社会交往等专业性、全方位服务。2019 年，上海启动首批老年认知障碍友好社区建设试点，在社区内广泛开展老年认知障碍的宣传教育、风险测评、早期干预、家庭支持、资源链接和平台建设等探索，取得了较好成效。在《上海市民政事业发展“十四五”规划》中，多项举措都将对提升认知症照护质量、减轻认知症患者的家庭负担、促进认知障碍友好社区建设等发挥积极作用，通过加强认知症照护床位建设、完善社区嵌入式养老服务、推进居家环境适老化改造、发展智慧养老服务等，满足老年认知症患者在安全防护、照护服务、健康服务、情感关爱等方面的多元需求。

在此背景下，2021 年，上海市养老服务行业协会认知症专委会举办了“上海市认知症照护优秀案例征集推选活动”，积极探索上海在认知症照护方面的经验，进一步提升认知症照护的专业性，提高认知症照护机构和认知障碍友好社区的专业能力，宣传认知症照护相关的智能化应用，总结照护辅具及其他医药干预行为的经验，进一步推动认知症照护工作的不断发展。经过层层评选，我们将上海认知症照护实践中具有创新性、示范性和可推广性的案例汇编成《上海市认知症照护优秀案例集》，希望为认知症照护的从业人员提供更多有益的经验，帮助大家在实践中提高服务水平，努力为全国提供更多的“上海经验”。

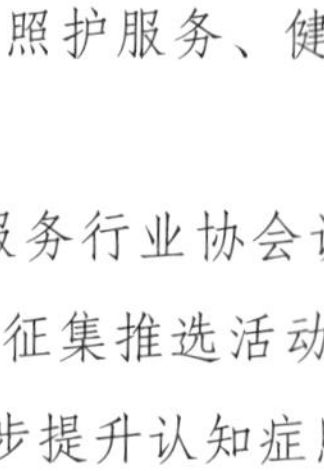

上海市养老服务行业协会会长

目 录

照护篇

认知症老年人“日落综合征”的个性化照护

一、背景描述

“日落综合征”又称“黄昏综合征”或“日落现象”，是指认知症老年人在黄昏时分出现一系列的情绪和认知功能的改变，例如：情绪紊乱、焦虑、亢奋和方向感消失等。本案例阐述了一名患有“日落综合征”的认知症老年人入院后，经护理干预措施得到了良好效果。这促使我们反思认知症区域日常照护的重点，并思考对养老机构认知症老年人开展项目评估、找出问题、制定护理计划、实施计划、阶段效果评价、修订计划等，建立个性化照护方案。同时，我们总结有效的认知症服务理念、干预措施，从环境、活动、生理、心理等各方面营造适合认知症老年人的宜居区域和生活氛围，切实提升认知症老年人的生活质量并为其家庭减轻负担。

二、案例分析

（一）案主基本信息

高阿姨，60 岁，高中学历，原职业为厨师，入院前有高血压、中风住院史，留有左手握力欠佳、行走有偏跛的症状。2020 年 11 月 12 日，高阿姨由独子和儿媳送入我院失智照料中心。经评估，发现高阿姨能讲述自己的不适症状，听力与视力均良好，言语对答迟缓，有自行找出口要回家的表现，对于陌生环境表现出焦虑。

（二）案主突出问题

1. 焦虑：案主在面对陌生环境和陌生人员时会出现焦虑情绪。

2. 轻微“日落综合征”：傍晚时分有游走以及寻找出口想要回家的表现，情绪较烦躁。

3. 肢体活动障碍：老人需要被动提醒并协助肢体运动。

4. 不配合服药：有排斥服药、服后吐药的表现。

5. 如厕后自我清洁能力欠佳：与肢体活动障碍以及认知障碍有关。

三、个性化照护的制定和落实

（一）缓解焦虑

首先，护理人员亲切地称呼案主喜欢的昵称，比如高阿姨、高老板。其次，将高阿姨的居室布置成类似她原来居住的环境，如铺上原来家里用的床单、被套，将高阿姨旅游时拍摄的照片、全家福、结婚照等挂放在居室醒目的位置。公共区域布局上采用小单元家庭模式，有客厅、餐厅、活动厅、阅读角、室外园艺廊等，使高阿姨随时能感受到家的温馨。

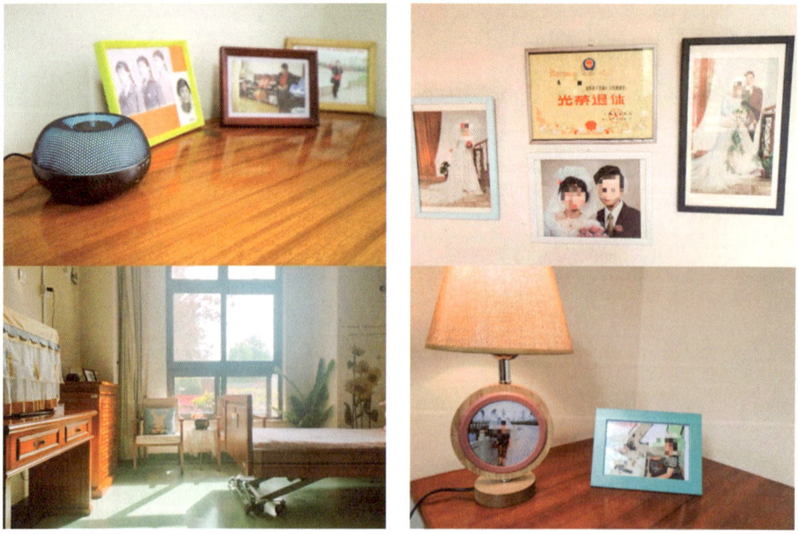

布置温馨的家庭环境

（二）改善轻度“日落综合征”

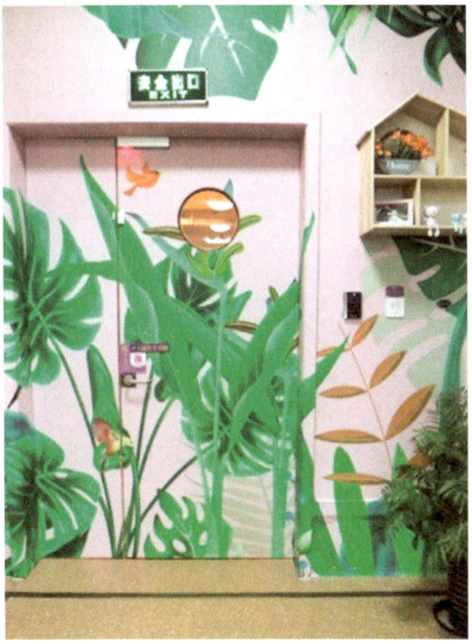

隐蔽出入口

为高阿姨设置防走失标识，对出入的大门通过与周围一体的图案遮盖进行隐蔽式处理；白天陪同高阿姨散步、晒太阳、浇花等；傍晚时提早开灯，保持大厅和过道明亮；居室备有床头台灯，让高阿姨有安全感；提示家属适当陪伴，安抚老人上床入睡后离开；调整高阿姨的饮食结构，早上尽量限制摄入含糖和咖啡因的食物，下午可增加点心和水果；鼓励高阿姨参加香薰疗法和音乐治疗，参与包馄饨、择菜、浇花、烘焙等动手健脑的活动，并耐心进行引导。

（三）改善肢体活动障碍

我们通过康复评估，为高阿姨制定相应的活动训练计划，每日由护理员带领其做肢体操，每周进行户外散步等。

（四）改变不配合服药现状

高阿姨的口服药种类多，经常不配合服药或有服后吐药的表现。护理员在日常照护过程中发现她喜欢喝酸奶，于是将药物分批放入盛有酸奶的勺子上小口喂服。这样虽然耗费时间，但每日能遵医嘱保证服药足量，让高阿姨得到有效的治疗。

（五）提高如厕后自我清洁能力

高阿姨常常忘记如厕后进行自我清洁或清洁不净。为此，工作人员做到不指责，不否定，不强调，主动协助她及时清理干净，通过不断观察摸清高阿姨的二便规律，定时提醒如厕，并通过及时递卫生纸激发高阿姨的便后清洁意识，保持皮肤的干净和舒适。

四、阶段性效果评价

根据高阿姨两周试住期的观察和评估，经多方联合（医生、护士、护理员、社工、康复师、区主任、家属），制定并落实相应的护理照护计划。我们通过不断调整完善照护措施，使高阿姨逐渐适应了新的住养环境，生活起居有规律，进餐、睡眠情况良好，心情愉悦，护理配合度高。

高阿姨的突出问题通过落实布置温馨的环境、提高居住舒适度、与工作人员建立稳定信任的人际关系、鼓励参与活动和肢体康复训练、家属的介入陪伴等方法，取得了较好的缓解效果。

（一）焦虑情绪得到缓解

工作人员通过每日的关怀问候和交流，使高阿姨能认识自己居住房间的方位，在熟悉的居室环境内不再感到陌生和害怕，经常会以“这是我的家”来表达内心的安全感，家属也因此感到很放心。

（二）“日落综合征”有所减轻

通过半个多月的护理干预，高阿姨在傍晚时分很少出现盲目游走、寻找出口或是焦虑的情绪，能配合回房休息。在工作人员的鼓励下，高阿姨能够较好地参与益智类活动，散步、浇花、做操、做点心等也成为她喜欢做的事情。

（三）肢体活动度增强

通过康复训练计划的实施，高阿姨脑梗后遗症导致的左手握力不足的情况有所改善，能抓握球类、与人握手、抬手做操，在协助下能配合行走和如厕。

（四）服药配合度提升

通过改进喂药方式，高阿姨未出现吐药情况，服药后的治疗效果明显，情绪平稳，精神状态良好。

（五）如厕后自我清洁意识加强，能力有所提高

通过工作人员的定时提醒，高阿姨养成了如厕的规律，很少出现尿失禁等情况，同时，如厕后的自我清洁意识有所提高，能保持皮肤清洁干爽。

五、案例经验分享

（一）可复制的照护方法

我们通过对案主全方位的能力评估、个性化照护计划的制定和落实，有效缓解了案主的突出问题和症状，使其能在短时间内愉快地融入有爱的集体生活中，同时也减轻了家属的照护负担。通过此案例，我们得到了可复制的照护方法与经验，并运用到后续近 20 名新收入的认知症老年人的日常照料中，在帮助他们适应新环境、稳定不良情绪等方面取得了良好的效果。

（二）去机构化的服务理念

照护认知症老年人首先可以从居住环境入手，打造温馨舒适的居住环境，去除机构化印记，营造家的氛围感。其次，分析老年人的基本情况，找出主要问题，挖掘可利用资源，通过多方联动（医疗、护理、社工、康复、营养、社会支持等），制定个性化照护计划并有效落实，不断完善改进。同时对认知症的照护人员进行相关知识培训，打造一支能够提供专业化、精细化服务的照护团队。

六、延伸思考

当前，认知症老年人照护理念的主流是“个人中心照护”，自立支援、共情理论、陪伴服务是认知症老年人日常照护的精髓。我们要提倡最大限度保留老年人的残存功能，进一步完善认知症老年人的分期照护和应对方法，加强认知症老年人照护理念的宣传，让全社会更多人关注和了解认知症，积极参与到认知症老年人的服务中。

上海市第三社会福利院
张　丽

心的守护
——认知症老人照护干预案例

一、背景描述

认知症是一种严重影响老年人身心健康、晚年生活质量，并且给社会、家庭带来沉重经济和照料负担的疾病。2009 年，上海市民政局对上海市第三社会福利院（以下简称“市三福院”）进行整体改扩建，建成了拥有 190 张床位的认知症老年人照护中心，同时组建了专业的认知症照护队伍。作为上海市市级认知症老年人照护中心，市三福院同时也是本市认知症老年人规范服务的示范窗口。经过十多年在认知障碍专业服务方面的经验积累，市三福院在认知症老年人专业照护方面摸索出特有的服务方式。

二、案例内容

（一）案主基本信息

王爷爷，76 岁，与老伴育有二女一子，家庭和睦。2020 年，王爷爷因认知症症状入住市三福院。王爷爷退休前是一名司机，年轻时喜欢剪辑粘贴报纸，收集邮票、字画、古董，对金融股票比较精通。在与家属的接触中，我们了解到王爷爷自 2010 年开始出现无明显诱因的记忆力衰退，经常做噩梦、梦游，偶尔出现幻觉、幻想症状，情绪烦躁时会攻击他人，日常生活能力基本可以自理但需协助。王爷爷有初期的记忆力减退情况，但家属未重视。几年前，王爷爷开始出现敏感多疑、情绪不稳定、言语混乱、夜间睡眠质量差等症状，其间虽进行过治疗但效果不理想，家人照顾困难。

入住市三福院后，工作人员发现案主时常找不到厕所，经常在垃圾桶里小便，同时案主的日夜间游走、幻觉、幻想症状明显，常常走到另一个区域跟其他老人聊天，会对护理员说“你们都是来杀我的”。案主的情绪极不稳定，会不由自主地进行攻击，如阻拦不及时会对其他人员造成伤害。

（二）照护难点

1. 焦虑：案主因对新环境适应欠佳，出现情绪焦虑，到处游走寻找家人，夜间睡眠质量差，每夜游走多达 6—7 次，极易发生因看护不及时引发的跌倒、走失等意外事件。

2. 环境适应能力差：时常找不到厕所而随地小便。

3. 情绪易激惹：烦躁时无法控制自己的行为，对他人极易造成伤害，高峰期每日 1 次。

4. 异常举动：常对着窗户自言自语，幻觉、幻想症状明显，睡梦中会惊醒。

三、干预措施

（一）日常护理措施

1. 建立健康档案

为案主合理制定个性化健康档案，包含防跌倒、防冲动、防走失等风险评估。

2. 基础照护

及时提醒案主注意仪容仪表，帮助其及时更换干净衣物，提高案主的生活意愿，延缓认知症的发展。

3. 残存功能锻炼

充分调动案主的主动性，鼓励自己动手，提高生活自理能力，最大限度发挥其身体残存功能。

（二）突出问题的护理措施

1. 焦虑，夜间睡眠不稳定，经常游走

（1）在案主居住的区域设置怀旧区，当案主游走时，护理人员陪同在旁，安抚其情绪并引导回房间休息。

（2）怀旧区的灯光设置需充足，避免夜间因光线暗引起摔倒。老人活动、休息区域与功能用房区域通过不同的地面颜色加以区分。

（3）为了减少夜游次数，在案主居室内放置家人照片，当其准备游走时，看到亲人照片会安定下来。

2. 环境陌生，经常找不到厕所而到处小便

（1）观察案主如厕习惯和规律，掌握如厕前的特殊动作，如原地转圈、拉裤子，发现后及时带领其去往卫生间如厕。

（2）多次带领案主观察厕所方位，定时提醒如厕排便，指导如厕动作的训练。

（3）在厕所大门粘贴明显的标识，方便案主及时找到，解决如厕问题。

3. 情绪激动，极易对他人造成伤害

（1）在案主情绪激动时，避免谈论容易使其激动的事或物，不能对其进行否定。

（2）及时引导案主到相对安静且远离其他老人的安抚区域，用慰藉性言语或抚摸等肢体语言平和老人的情绪。

（3）必要时适量使用镇静药物，以缓解案主长时间的激动情绪。

4. 异常举动，幻觉、幻想症状明显，有时睡梦中惊醒

（1）与家属进行沟通，了解老人在家时不良情绪产生的原因，通过分散注意力，减少异常举动的发生。

（2）引导案主日间进行肢体锻炼，阳光下散步，提升夜间睡眠质量。

（3）如睡梦中惊醒，对老人进行安抚，通过床边陪伴、播放舒缓音乐改善睡眠质量。

（三）个性化康复活动

1. 怀旧疗法

（1）在回游区域中融入上海老街的怀旧元素，经常带案主在其中散步，不断刺激案主的远期记忆并帮助其尝试探索新事物。

（2）鼓励案主参加怀旧小课堂，运用怀旧物品及照片锻炼老人的记忆能力，增加与其他老人的沟通交流。

2. 记忆疗法

（1）根据老人年轻时的兴趣爱好，激发老人远期记忆。据了解，王爷爷年轻时爱好炒股，谈论股票时特别开心。因此，工作人员每周组织对股票感兴趣的老人及职工与王爷爷共同讨论炒股经验。

（2）定制“花样年华”记忆相册，在其中放入案主老伴及家人照片，收藏的古董、邮票、股票票据等以照片形式入册，随时唤起王爷爷深刻的记忆。

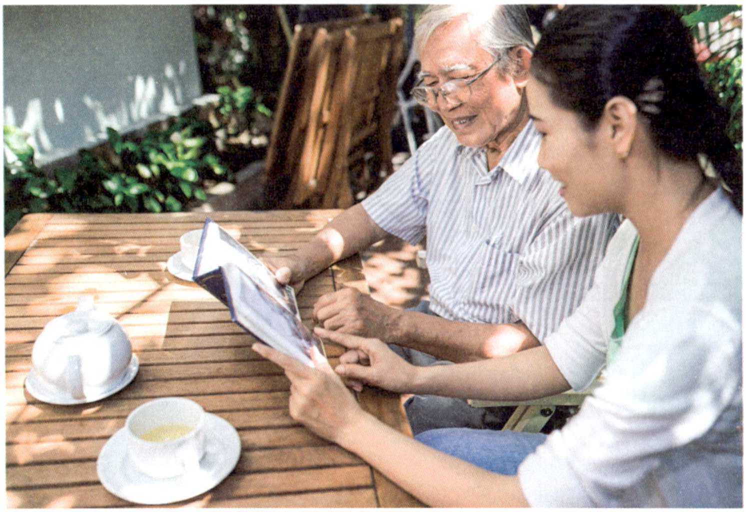

共同观看家人照片

3. 认可疗法

（1）讲述自己的故事：由家属讲述案主的故事，唤起案主的记忆并引导其共同参与并主动说出自己的故事，做一次回忆之旅。在此过程中，工作人员和家属给予案主充分的肯定，增强案主的自信心和获得感，不再因陷入焦虑而游走。

（2）家庭支持系统：家属充分了解老人的难忘经历和生活习惯，工作人员向家属讲解有关认知症的概念、案例、故事等，让家属充分了解什么是认知症，定期与家属分享老人经过个性化照护后的改变。

4. 音乐疗法

邀请案主参加音乐治疗小组，通过使用乐器、听音乐打节拍等舒缓老人的焦虑情绪，提高其认知能力，增加与他人的沟通交流。

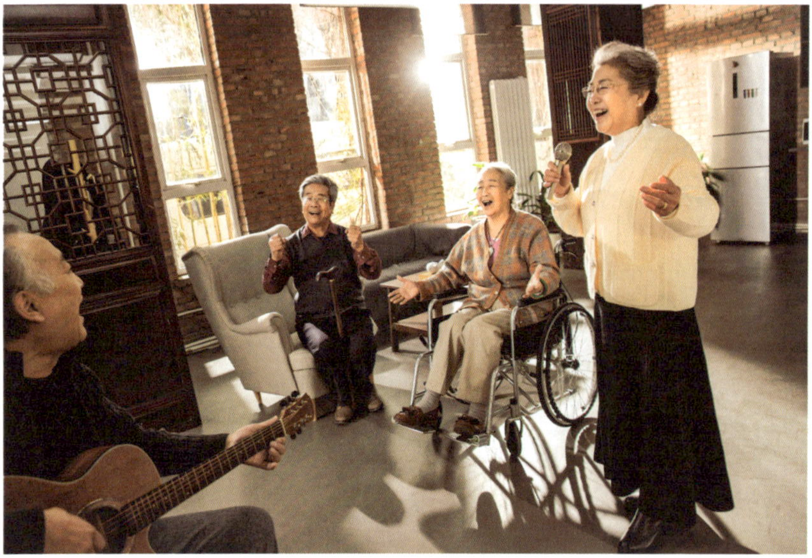

音乐疗法

四、干预效果评估

目前王爷爷的照顾难点已经得到了妥善解决，他的整体状态明显得到改善，我们的工作也获得了家属的肯定和好评。

焦虑情绪得到改善。目前，案主的游走次数基本为0，每晚起夜1次，如厕后回居室可安然入睡，有时可以整晚熟睡。跌倒、走失等意外事件至今未发生。

适应机构环境，找不到厕所而到处小便的问题已解决。现在，王爷爷对厕所位置了如指掌，可以自己找到厕所并规律排便。

情绪平稳，攻击行为得到控制。计划实施后，王爷爷情绪激动的症状发生频次减少，经安抚后能够很快恢复，不会对他人造成伤害。

异常举动得到缓解。王爷爷幻觉、幻想症状明显减少，睡梦中无惊醒症状。

五、反思与总结

对比执行整体计划方案后的效果，王爷爷的情绪问题得到了很大改善，照护难度有所下降。但是对于异常行为、精神行为障碍等问题仍需持续跟踪。除了周围环境的影响外，更要从了解案主产生异常行为的原因着手，通过医、护、康、养联合干预措施，最大限度缓解案主的精神异常症状。

上海市第三社会福利院
蔡　鹤

“忆”路有爱

——社工介入认知症老人服务项目

一、项目背景

认知症是由于多种因素导致的大脑神经细胞病变，主要临床表现是认知功能障碍及精神行为异常。认知症老人各项身体机能退化严重，没办法有效表达自己的需求，但他们还是有心理层面上的需求的，渴望与他人沟通交流，得到他人的关注和关爱。

我院目前有认知症老人 110 名，平均年龄为 84 岁，能够得到医生的悉心看护和护理员的细心照护。作为社工，我们将视角拓展到非药物治疗的研究和探索中去，从认知症老人的心理层面介入，根据认知症老人的特点和需求，设计适合认知症老人生理机能和心理状态的专业活动项目，让他们的晚年生活更有意义。

目前我国约有 2400 多万名不同程度的认知症患者，但广大民众对认知症的了解还不够。我院作为一个有社会担当的福利机构，希望通过“忆”路有爱项目对认知症进行多形式、多渠道的宣传和经验传递，让社会大众对认知症有科学的认知，为建设高质量的认知症养老服务体系贡献一份力量。

二、项目实施过程

（一）理论依据

1. 活动理论

活动理论认为，活动水平高的老年人比活动水平低的老年人更容易感到生活满意和更能适应社会。对于认知症老人而言，经常参与社工组织的各类活动，对延缓认知症病情的发展发挥着重要作用。

2. 社会支持理论

社会支持理论重视人对社会的适应性问题，强调人在社会环境中的感受，重视人对周围环境中资源的利用，为个人的成长提供一定支持。认知症老人由于患病，接触人群相对固定，身边的支持系统较少。加强互动关系，可增加老人的支持系统，使老人重新找到乐趣，延缓病情的发展。

3. 沟通理论

沟通是人类社会交往的基本行为，是一个双向互动的过程。认知症老人长期在院内居住，与亲友的交流并不多，但他们也有与人交流沟通的需求，保持一定的沟通能让老人在情绪、行为等方面有一定的改善。

（二）服务目标

综合运用社会工作专业方法，形成以社工为主导的多方联动工作模式，构建认知症老人的社会支持网络，携手共建认知症友好社区，提升认知症老人的居家养老服务品质。

（三）项目进程

社工根据我院认知症老人的状况，从需求入手，制定了一系列服务介入计划，周期 12 个月，帮助老人减缓失智进程，建立社会支持，提高晚年生活质量。同时，以我院为中心，对周边社区进行认知症的宣传辐射，让更多人了解认知症，为认知症家庭提供心理层面上的支持。

1. 强化认知，延缓失智进程

周一至周五，社工针对认知症老人开展趣味性较强的日常活动。周三下午，记忆厨房准时开放，社工带领老人进行择菜、烘焙等活动，锻炼他们的记忆力和动手能力，唤醒认知症老人残存的社会功能。周一、周三下午，专业康复师为老人开展肢体及认知功能的专业训练。此外，招募院内外志愿者在春、秋季阳光明媚时带老人出去走走，让老人在志愿者的陪伴下进行认知训练。这些活动不仅能够丰富老人的日常生活，还能让老人的认知得到一定程度的训练。

2. 专业工作介入，提升自我效能

社工每年针对认知症老人开展至少 2 个个案、1 个小组活动，帮助老人建立自信，提高他们的自我效能，提升自我满意度。

3. 专业方法干预，减缓认知和行为问题

怀旧疗法是指由社工带领认知症老人参观怀旧走廊与怀旧小屋，选取老物件来有效引发老人想要表达的动机，运用老人仍存留的能力，特别是长程记忆、正向反应的能力，重拾自我认同。专业音乐治疗师会以团队音乐治疗的形式帮助认知症老人改善情绪和认知方面的问题，感受音乐带来的乐趣。芳香治疗师在认知症老人的卧室进行香薰治疗，改善老人的睡眠和情绪，每隔两周会为认知症老人进行一次芳香治疗，包括嗅吸、头疗、手疗等形式，强化认知症老人的认知，调节老人的情绪，改善老人的身体机能。

4. 增进亲情友谊，促进沟通交流

开展家属开放日系列活动以及其他大型活动，邀请家属和护理员共同参与，让家属了解老人的日常生活，增加老人与家属之间的互动与沟通，增进家属与护理员的相互理解。

5. 整合各项资源，搭建沟通桥梁

社工鼓励认知症老人参与全院性活动，加强与院内其他老人的联系。建设一

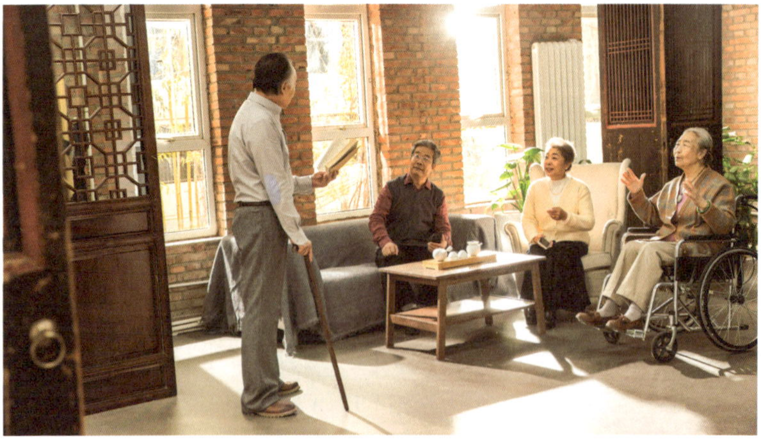

增强交流沟通

支服务于认知症老人的固定的志愿者团队，可消除老人的陌生感与抗拒感。开展各类志愿者陪伴活动，增加认知症老人与外界接触的机会，为认知症老人构建社会支持网络。

6. 挖掘自身资源，协同社区开展线上线下宣传

线下层面，通过开展“忆龄微课堂”、日常信息宣传等形式，提高职工对认知症老人及其服务需求的认知。对于院外社区，采用发放宣传手册、认知障碍筛查等形式，以社区为阵地进行全方位宣传，推进认知症预防、照护、家庭支持等方面的知识普及。线上层面，以社工为主导，利用院微信公众号平台和社区线上平台发布认知症方面的知识，联动医护团队运用云直播的形式开设线上课堂，为认知症家庭提供照护和心理支持方面的经验分享与操作技巧。目前，我院已与某社区结成对子，向社区照护者分享照护经验，与社区一同建立“喘息服务”，让照护者感受到人文关怀，缓解心理层面的压力。

三、项目成果

在 2020 年，我院共有 110 余名认知症老人，5000 多人次参与到“忆”路有爱项目中，获得了精心的照护。来自社工、志愿者的悉心关怀，让他们的生活变得更加多姿多彩。通过“忆”路有爱项目的开展，我院建立了以老人为中心的个案管理照顾体系，为老人提供了差异化和个性化服务，并实时监测老人的生活状态，发现问题并及时解决。定期开展的亲情陪伴系列活动，增加了与家属沟通的次数，促进老人与原生家庭的联结，为老人建立了家庭支持网络。志愿者的融入满足了老人交流与沟通的需求，帮助老人构建起社会支持网络。根据认知功能障碍测评（MMSE）前后测数据分析显示，我院认知症老人的注意力、记忆力和语言表达能力在一定程度上得到了提高，认知得到了强化。他们在活动中结识了更多的朋友，满足了交流沟通的需求，减缓了失智进程。

2020 年“忆”路有爱项目的亮点工作是以市三福院为中心，将认知症的宣传辐射周边社区，通过整合院内外资源，让社会大众对认知症有一个科学的认知。我院社工帮助某小区进行认知症的初步筛查，并积极联系相关机构对认知障

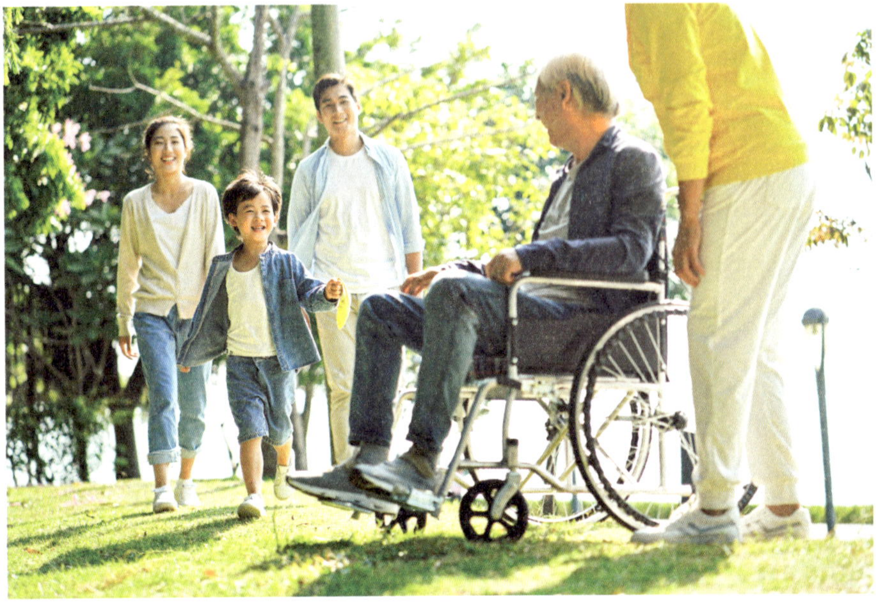

增进亲情陪伴

碍老人进行干预和治疗。社工还邀请院护理员骨干为社区认知症老人的照护者提供护理照料知识的培训，充分发挥“黄琴工作室”等劳模工作室的优势，将一些护理技巧、经验及时提供给社区认知症家庭。针对认知症家庭，社工协助建立认知症家庭支持小组，给予认知症家庭心理支持，缓解家庭照料者的压力。这些措施都获得了居民和居委的一致好评，体现了市三福院的高度社会责任感，为认知症友好社区的构建贡献了一份力量。

四、项目总结

我院始终秉持“以人为本”的理念，时刻关注认知症老人的需求。我院从实际出发，在高质量养老服务设施供给的基础上，不断满足认知症老人的身体、心理及文化需求，让老人得到精心的照护，扩大社交支持，减缓认知症病情发展。针对目前社会大众对认知症了解不足的状况，我院也积极承担起社会责任，推进认知障碍友好型社区建设。我院以社区为阵地进行线上线下宣传，联动院职工、志愿者、家属、社会大众的资源，依托周边社区进行认知症知识普及；整合院内外资源对认知症照护者予以支持，以家庭支持小组等形式协助社区达成对认知症老人的观念重构和老人照护的意义建构，让更多的人了解认知症，参与到关爱认知症老人的行动中去，为认知症老人提供全面、专业的养老服务，携手共建认知症友好社区，提升认知症老人居家养老服务的品质。

上海市第三社会福利院

冯婧怡

世界和我爱着你

——认知症老人服务个案

一、背景介绍

L 奶奶，2019 年被确诊为认知症，给予奥氮平治疗。随着病情逐渐加重，L 奶奶的记忆力、语言能力、日常生活能力迅速下降，几乎不记得任何人，不会使用筷子吃饭，不能自主如厕，时有情绪不稳定、打人等异常行为，且在精神类药物抑制下情感反应淡漠，产生“面具脸”，不会交流。

2019 年 8 月，社工部、护理部工作人员共同对 L 奶奶进行认知功能障碍测评（MMSE）和日常生活功能指数评定（BI 指数），评估结果为重度认知功能障碍和中度功能缺陷。因此，L 奶奶入住认知症老人照护单元“记忆家园”。

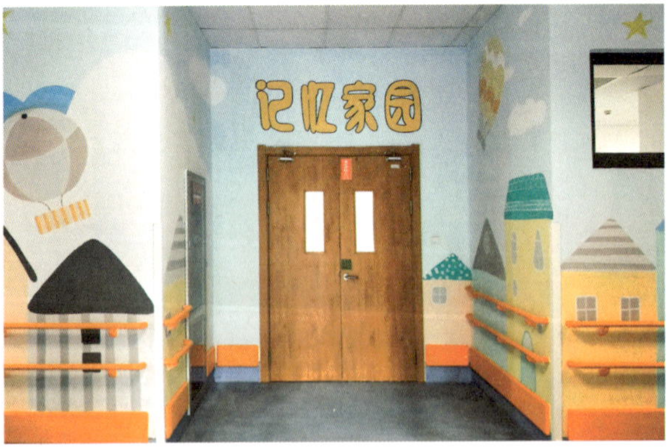

记忆家园

二、服务模式及目标

为了延缓L奶奶症状的继续发展，提升她的生活质量，我们采取了个案管理模式，即以案主为中心，由医生、护士、社工、护理员等人员组成跨专业团队，围绕“医、养、康”三个层面开展专业服务，让老人在记忆遗忘的同时始终被爱、感受幸福。

通过全面评估L奶奶生理、心理、精神、社交等方面的情况，我们为其制定了个性化的照顾服务计划，以减少L奶奶的异常行为症状，维持和恢复部分生活功能，创造正常的社会交往环境，从而延缓病症的快速发展，提高其生活质量。

三、实施过程、方法与特点

呆滞、淡漠、不苟言笑、不会表达、不会进食，是我们初见L奶奶时的第一印象。在对L奶奶的基本情况做了充分的前期调查及研究后，我们个案管理团队针对L奶奶的问题制定了一套精准化、个性化的服务方案，主要包括医护人员的健康管理、药物干预、日常护理和社工组织的专业康复活动，主要有以下三个特点。

（一）大胆尝试“去药物化”治疗

在药物的抑制作用下，L奶奶的情绪虽得到控制，却变成了“面具脸”，极大影响了其生活质量。经过团队共同商议，与家属充分沟通并获得同意和支持后，我们大胆地提出了“去药物化”的治疗尝试。在停药观察期，医疗康复科每日安排医生查房，认真查看L奶奶的生命体征及情绪变化，并做好应对异常情况的措施准备。

在护理服务和社工服务的长期共同干预下，L奶奶的身体功能、情绪状况都日趋稳定，停药后也没有出现病情加重的状况，“去药物化”治疗取得了成功。

（二）“亲情化”精细护理，提高生活功能水平

L奶奶主要的日常生活照料由护理部承担，护理员在服务过程中始终奉行

"奉若父母、情同亲生"的服务理念。

当班护理员仔细观察老人每一次的异常行为，记录老人的日常情况，包括情绪、睡眠、饮食饮水、二便情况等，事无巨细。天气晴好时，护理员还会带着L奶奶和其他老人一起在院内散步，在亲近大自然的过程中重新认识自然事物，加深认知记忆，减少空间感的混乱。同时，护理员还通过促进L奶奶和其他老人的日常交流，使她从中获得情感慰藉，放松心情，身心机能处于相对活跃的状态。

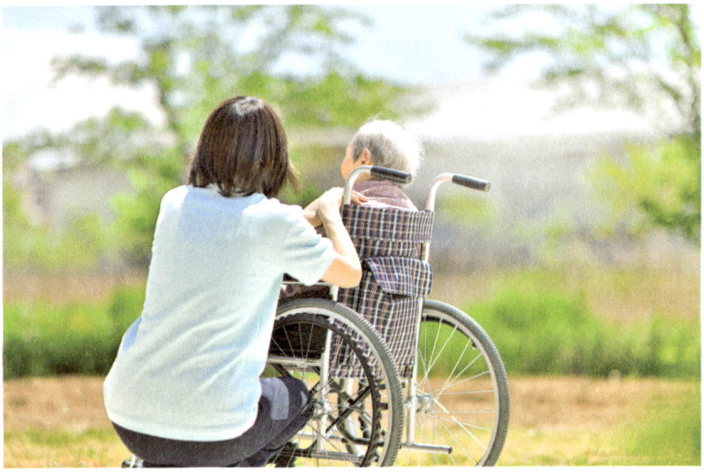

亲近大自然

在照料过程中，我们更加注重引导L奶奶参与到力所能及的日常事务中。比如练习使用勺子和筷子吃饭，试着叠衣服、扫地等，鼓励她尽量完成自己能做的事，这样既能激发老人残存的记忆和身体功能，又能在参与过程中获得一次次"成功"的体验，重建正常生活的新模式。经过有意识的训练和护理人员的日常引导，L奶奶的情绪越来越稳定平和，异常行为明显减少，在护理员的协助下能够如厕，有时能使用勺子和筷子吃饭，部分生活功能得到恢复。

（三）专业社工服务重建自信

入住"记忆家园"前，L奶奶的自我认知能力、记忆力和活动能力出现明显下降，经常有激烈的情绪变化，如躁动或暴怒等不稳定情况。社工着重加强对她的非语言引导，通过触摸疗法、音乐疗法等方式，缓解她的情绪问题和行为问题。如播放经典老电影和电视剧，弹奏或播放经典老歌，一起欣赏松江历史老照片，适当的时候和她握握手、拍拍肩、扶着胳膊慢走，等等。在这个过程中，L奶奶会有明显的情绪反应和表情，表现出平静或喜悦，能认出自己工作过的地方，无目的游荡行为和攻击行为都有较大改善，且逐渐进入持续稳定状态。

针对L奶奶的具体情况，社工制定了个性化的康复活动计划，通过将认知训练、五感训练、运动技能训练等方式相结合，为老人开展了一系列干预措施。认知训练包括讲述日常生活基本知识，认识常用物品；玩智力拼图、物品归类、辨认形状及形状配色卡片等益智游戏，逐步强化其注意力，提高脑活力，防止认知能力过快衰退。社工还编排了一些简单的健身操和手指操，带动L奶奶通过肢体动作的反复练习，保障活动量，提高运动技能，同时帮她认识到自己仍然能够控制自己的行为，增强自信心。L奶奶年轻时爱好唱歌、跳舞，社工和护理员在活动过程中发现，当带领L奶奶做操或跳舞时，她会明显露出愉悦的表情。她在护理员的引导下还能进行回应交流，虽然不能流利地表达，但是会断断续续地发出有意义的“嗯嗯”声，能简短地说出“开心”“好”等词汇。

在参与创意绘画和手工坊小组活动过程中，最初L奶奶表现出冷漠、不参

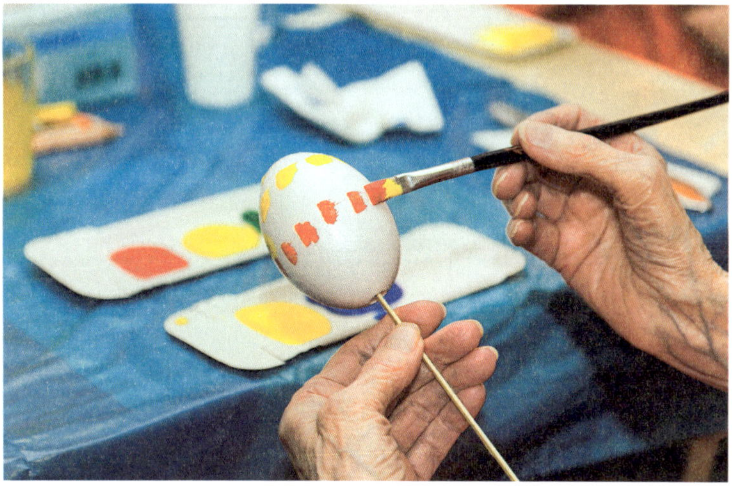

创意绘画

与的态度，完全不能融入集体活动。为此，社工更多地给她一对一的积极关注，一开始手把手带着她使用蜡笔涂色，使用剪刀沿着线条剪裁图形。经过多次的耐心尝试后，L 奶奶终于能够独立使用蜡笔、剪刀等工具，缓慢地完成后续的步骤。在最终看到自己的作品时，她露出了孩子般开心的表情。

四、成效评估

该个案主要采用过程评估和结果评估的方法，通过观察 L 奶奶在干预活动中的情绪、表达和生活功能等方面的表现，对比干预前后认知功能障碍和日常生活功能的测试结果，来探究个案服务的效果。

干预前，L 奶奶常戴“面具脸”；干预后，面对和她交流的人会有积极的表情反应，其暴躁发怒、无目的游走等异常行为表现也基本消失，日常情绪长期保持稳定平和。L 奶奶的活动参与度也得到提高，通过引导和其自身的尝试与努力，能够在活动中获得一定的成就感和满足感，提高了活动的参与意愿，形成良性循环。

虽然干预后 L 奶奶的认知功能障碍测评结果没有变化，符合认知症发展“不可逆”规律，但是，日常生活功能指数评定中，L 奶奶的测评提高了 20 分，说明干预后她的一些生活能力在实际生活中有一定程度的功能康复，比如有时能够使用筷子自主进食，经引导可参与活动，能够独立使用简单的工具等。

五、总结与反思

中国患有认知症的老人数量庞大，但只有小部分老人入住了专门的认知症照护区，大多照护区对认知症老人的照护都以生活照护为主。因此，该个案尝试通过社会工作服务专业介入，结合生活照护，采取跨部门合作，探索社会工作服务对认知症老人照护的积极意义。

考虑到认知症病情的特点，服务对象无法像普通的社会工作服务对象一样参与服务计划的制定，社工需要代服务对象做出部分决定，难免会面对“案主自决”的伦理困境。我们认为，面对特殊的服务对象，要对伦理原则做灵活把握，把满足服务对象的实际需求作为第一原则。

由于该个案的服务背景基本处于新冠肺炎疫情期间，机构内的志愿者服务全部暂停，大型文体活动全部取消，因此，案例中 L 奶奶的日常社会交往面较为狭窄，仅局限于机构内部工作人员。如果是非特殊时期，有外部资源（如服务对象的原社会支持网络、机构的志愿者服务）协同支持，将更加有利于提升服务效果。

L 奶奶的“记忆档案”里记录了她入住“记忆家园”以来点点滴滴的变化，L 奶奶的干预过程也为我们认知症照护从业者带来了希望。像 L 奶奶这样的老人有很多很多，他们拥有精彩的前半生，却在晚年遭遇了认知症，但他们依然积极向上，用笑容迎接每天的阳光。虽然他们常常会忘记别人、忘记自己，但我们会继续努力，让他们感受到所有人的爱！

上海市松江社会福利院
乔晓芳

日落的孤独与温度

落在一个人一生中的雪，我们不能全部看见。每个人都在自己的生命里孤独过冬①。日落时分，原是人约黄昏后的欣喜，可有这么一群老人却处在思维混乱、情绪激越的焦灼状态。当你目之所及、心之所想满是回忆与过往时，他们却连姓名和回家的路都忘了。这就是一群日落综合征患者，他们神情落寞、背影孤独，大多还患有认知症。本案例中的一位认知症老人就会反复发作日落综合征。

一、概念注解

（一）日落综合征

日落综合征是指黄昏日落时分，部分老年人出现的一系列认知、情绪及行为异常改变的症候群。②某些患者的发病时长甚至可以由黄昏延续到子夜。持续反复的发作，会造成进行性大脑高级精神功能的障碍，最终导致不可逆的智能损害。③

（二）游走行为

患者漫无目的地来回走动，具有频繁、重复、无序及空间定向障碍。④

---

① 刘亮程．一个人的村庄［M］．沈阳：春风文艺出版社，2006：76.

② 王芳．浅谈“日落综合征”［J］．中外医疗，2012，1（1）.

③ 李玖蔚．从中西医角度分析日落综合征［J］．世界最新医学信息文摘，2018，18（72）.

④ 游紫为，等．痴呆性游走行为评估工具的研究进展［J］．护理学杂志，2019，12（34）.

（三）攻击性行为

患者以语言、肢体伤害自己或他人，包括借助工具实施精神恫吓和生理伤害。

二、个案背景介绍

Z奶奶现年88岁，初中文化，曾从事教育工作。8年前，随着自理能力下降，Z奶奶和老伴一起入住养老院。老两口感情和睦，时常一起参加活动，形影不离。儿子每年来探望几次。Z奶奶是一名佛教徒，性格直爽外向，生活中常常主动关心帮助他人，友邻关系融洽。

一年前，老伴因病离世，Z奶奶一直情绪低落，自责没有尽心照顾好老伴。她傍晚时分频频在院内游走，有时走到池塘边也不自知，喃喃自语要回老家，激动时多次冲撞阻拦她外出的安保人员。此外，Z奶奶表示经常在夜里听见旁人听不见的奇声异响，并怀疑是楼上邻居作祟，因此她用木棒猛烈敲击天花板，以示还击。虽然经过照护人员解释安抚、聘用全天保姆、更换房间等方式来应对，她仍频繁发病。因此，由Z奶奶的儿子陪同她去医院就诊。脑CT报告显示Z奶奶脑萎缩、脑白质变性，医生诊断为阿尔茨海默病（简称AD），配多奈哌齐、利培酮口服。鉴于Z奶奶伴有记忆力减退、认知能力缺损、自理能力下降、睡眠障碍等诸多问题，我院与监护人进行了深入沟通，决定全面跟踪和分析Z奶奶的身、心状态，以期找到最佳的疗愈措施。

三、ABC认知行为分析法

A 前因（antecedent）	B 行为（behavior）	C 结果（consequence）
1. 生理方面 ① 步行需要助行器，穿衣、如厕、洗澡需要协助，偶尔大小便失禁 ② 脑萎缩、脑白质变性	① 傍晚时段频繁在院内游走，企图通过大门离开。当安保人员阻拦时，有肢体冲撞 ② 子夜时段反复听到房间异响，用木棒重击天花板	① 情绪不稳定，缺乏安全感，需要照护人员耐心安抚情绪，影响睡眠 ② 频繁更换保姆，其他长者也不愿主动接近她
2. 认知方面 AD，短期记忆，注意力，时间、空间的定向力受损		

续表

A 前因（antecedent）	B 行为（behavior）	C 结果（consequence）
3. 心理方面 ① 情绪低落时有自责心理；情绪激越时，易被激惹，有攻击性行为 ② 敏感多疑，有被害妄想症，缺乏安全感		③ 与他人肢体冲撞、站立持物敲击天花板等行为增加了跌倒风险
4. 社交方面 ① 儿子能定期探望，儿媳、孙子很少到访，关系疏离 ② 不愿参加团体活动，回避与人沟通		
5. 环境方面 独居套房（两室一卫）		

四、干预方式方法

（一）生理方面

1. 药物治疗：采用委托发药、定期复诊的方式，由医护人员按时按量规律给 Z 奶奶发药，并监督其服药情况。

2. 康复训练：康复医师评估了 Z 奶奶的平衡能力及跌倒风险，制定了增强下肢肌力与耐力的训练计划，预防跌倒。

3. 自理训练：由高级护理员亲自带教保姆，教授老人吃、穿、卧、行、便的日常照护要点。安排 Z 奶奶参与洗脸、系纽扣等自理项目，增加与保姆的互动配合，提高其生活自理能力。

（二）认知方面

药物治疗的同时，我们参考 Z 奶奶的“MMSE 量表”得分，综合临床表现，为她制定了个性化认知功能改善计划，引导她参加每周三次的认知小组活动。

（三）情绪方面

1. 心理治疗：针对老人异常的情绪特点，心理咨询师和社工合作为老人进行情绪宣泄、心理疏导。

2. 护理培训：由专业老师教授照护人员有效处理老人异常情绪的方法及沟通技巧，避免激惹老人从而引发其攻击性行为。

3. 色彩疗法：让 Z 奶奶用五颜六色的水彩笔绘画或涂色，同时配合观察、触摸花园里的各色植物，调节情绪。

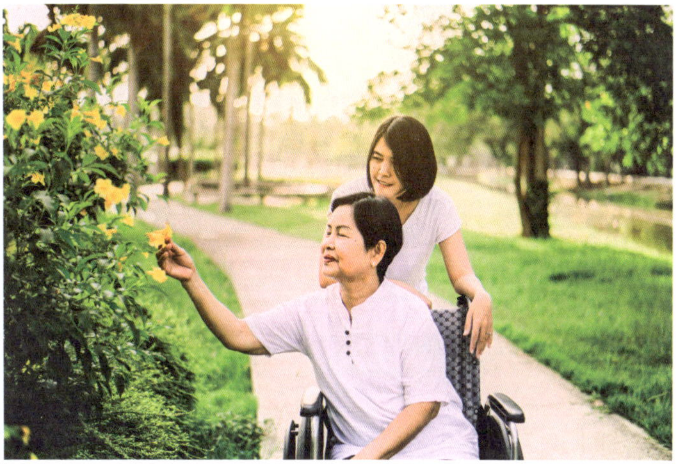

色彩疗法

4. 芳香疗法：我们根据 Z 奶奶喜爱的香味，并参考相关文献的研究结论，当她情绪低落时，选择橘子或迷迭香精油适量滴入掌心让其吸嗅；情绪激越时，使用柠檬或薰衣草精油以香薰结合穴位按摩（百会、太阳、风池、神门、内关等）。

5. 中医音乐疗法：当 Z 奶奶心情郁结时，播放角调式乐曲《蓝色多瑙河》等疏肝理气；情绪低落时，选徵调音乐《春天的芭蕾》等曲目创造欢畅的氛围。该疗法常与芳香疗法、色彩疗法搭配使用。

6. 加餐调剂：每天午睡后或者黄昏，给予 Z 奶奶少量精致的小甜点、水果等，通过糖分摄入，激发好心情；睡前给予适量热牛奶安神助眠。

（四）社交方面

1. 怡情活动：安排 Z 奶奶参与摘橘子、剥蚕豆、红歌会、做手工等趣味活动，以期激发她的兴趣，建立新的社交，形成自己的朋友圈。

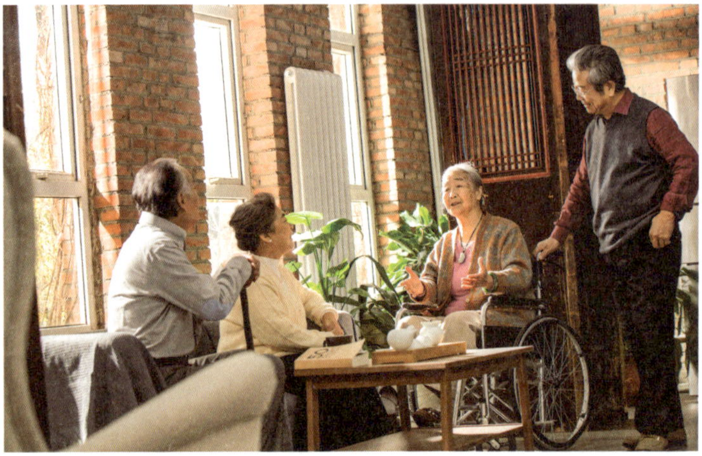

建立新的社交

2. 家属助力：和 Z 奶奶的儿子进行有效沟通，达成了增加探访频率及其他亲友参与探视的方案。

（五）环境方面

改善房间采光，让 Z 奶奶白天多沐浴阳光，临近傍晚时，提前关闭窗帘、开灯照明，减少 Z 奶奶对日落光差的注意。同时，锁好门窗为老人营造安全的氛围。

（六）其他方面

1. 与监护人签订防止老人外出协议，防止 Z 奶奶走失。
2. 与监护人签订委托发药协议，规范合理用药。

五、干预效果评估

经过多管齐下的干预后，Z 奶奶日落综合征的发作频率明显减少，近半年内只发生过一次幻听，且情绪激越程度较前减弱，未发生游走和攻击性行为。医生相应减少了利培酮的剂量。复评 Z 奶奶的“老年人抑郁量表”结果显示，由 13 分减至 9 分，抑郁指标下降，情绪的稳定性提高。对比调治前后两次“MMSE

量表”的评分，分别为 21 分和 20 分，认知功能退化趋势平缓。

此外，由于怡情活动的带动、亲友探访人数和频次的增加，Z 奶奶开始主动参与社团活动，即便是从前不感兴趣的京剧小组，也因朋友在其中而开心地来捧场，社交能力和人际关系较前有所改善。感官刺激疗法中，Z 奶奶更偏爱色彩疗法，并和保姆一起把手工作品涂成喜爱的颜色，陶冶了情操的同时也增进了与照护者的情感。

总体而言，Z 奶奶的病情目前趋于稳定，但仍要保持生理、心理、社会、环境四位一体的全面调适，同时保证每三个月评估一次，根据结果及时调整照护方案，以应对新的问题。

六、反思与展望

长者就像是一本书，封面或许老旧卷边，但当你信手闲读时却不忍释卷。你能清晰地看到艰苦卓绝的时代留给他们的烙印，更能领略那激情燃烧的岁月里昂扬奋进的品质和隐忍奉献的精神。对认知症老人的照护，不应是机械化、程式化的单向给予，而应是温情化、个性化的双向互动。他们的人生已入寒冬，《世界 AD2018 年报告》显示：全球阿尔茨海默病患者已超过 5000 万人，预计 2050 年，将超过 1.5 亿人。国内专家预估，那时中国的患者也将超过 2400 万人。我们希望在大数据的支持下，通过对个案精准的描述，举一反三，及时为相似案例提供可参考借鉴的照护计划和治疗方法。愿我们燃起的炉火能温暖那落日余晖中的身影。

上海中福会养老院
陈巧志

认知症非药物综合干预效果的探讨

一、案例基本情况

王奶奶，女，70 岁，既往身体健康，丈夫去世后情感受到了重创，一人独居。2020 年，王奶奶开始出现了记忆力下降，情绪低落，对生活的乐趣丧失，并有拒食行为，体重下降。经过某区精神卫生中心诊断为抑郁症合并阿尔茨海默病，典型表现为情绪低落、消瘦、记忆逆向型丧失、被害妄想等症状。由于家中无人看护，王奶奶于 2021 年入住机构，来时情绪低落，食欲欠佳，消瘦；失眠多梦，情绪波动大，时而悲伤独自落泪，孤独，不合群。

二、确定干预方法

（一）找出主要问题

1. 不肯吃饭，导致食欲下降，进食少，体重下降。
2. 不肯洗澡，以环境变化为理由拒绝沐浴。
3. 被盗妄想，经常找东西，怀疑室友偷拿其钱财。
4. 记忆逆向型丧失，表现为远事记得，近期发生的事记不起来。
5. 经常闹着要回家，对陌生的环境感到不安和焦虑。
6. 出现抑郁的典型症状：情绪低落、对生活的兴趣减退、焦虑。
7. 有自责自罪感，是由于家庭内部关系不和谐导致。

（二）确立干预目标

1. 尽快让王奶奶适应照护之家的生活起居，建立新的社会关系。

2. 使王奶奶能够获得基本生活能力，改善生活状况，确保身体健康。

3. 加强沟通和倾听，改善不良情绪，获得安全感。

4. 服从院内管理和训练安排，融入集体生活，提高生活质量。

5. 引导子女了解老人的内心需求，多些关爱，促进家庭关系和谐，获得支持。

（三）制定干预措施

1. 熟悉环境

延缓认知症老人病情进展最重要的因素之一，就是熟悉的居家环境以及社会关系的支持。因此，我们尽快让王奶奶适应新环境，与其他长者和护理员们拉近距离，使其自愿加入大家庭；尊重王奶奶的私人空间，帮她整理好所有物品并上锁，让其有安全感。

2. 饮食护理

（1）饮食定制：根据王奶奶的年龄、性别、身高、体重、综合评估代谢状态，制作个性化的膳食。了解王奶奶的饮食喜好，实现饮食的多样化和合理搭配，增强她的食欲，满足机体对各种不同营养素的需求，改善机体代谢紊乱的状况。

（2）进食环境：由于大客厅的居住条件，长者们围在一起进餐的氛围可以影响大家的食欲。让王奶奶尽可能与饭量好的长者坐在一起，刺激她尽可能多地摄入食物。现在，王奶奶每天能正常用餐，食欲增强，对菜品口味及咀嚼适应度表示满意。

（3）进食方法：保证王奶奶进食时注意力集中，有充足的用餐时间、安静的进食环境，指导她少量分次吞咽，避免吃坚硬和含有骨刺及圆形的食物，防噎食。

3. 日常活动护理

由于王奶奶生活自理能力下降，需对其进行日常活动护理。在进行洗漱时，协助王奶奶完成，并鼓励她自行洗漱。鼓励王奶奶参加集体活动，加强有氧运动，如手指操和八段锦训练，事后给予表扬和小礼品。特别是充分发挥她喜欢唱歌、跳舞的特长，让她带领其他长者一起唱歌、跳舞，获得尊重和被认可。在活动中，王奶奶越来越自信。

4. 给予心理支持

我们通过非语言的交流形式，如触摸、轻拍长者等，使王奶奶感受到关心、爱护。运用心理学理论，及时发现王奶奶的情绪变化，耐心聆听，让她愿意倾诉，并给予正确的引导、劝解和鼓励，多倾听长者的真实想法，尊重其意愿，不强制长者。讲述或组织观看励志人物的电影，激发王奶奶的生活斗志与信心；鼓励她记日记，记录情绪变化，让其看到自我的改变，树立积极的生活态度。在与王奶奶沟通过程中，逐渐缓和她与家属之间的关系，使其从强烈排斥到愿意接纳。

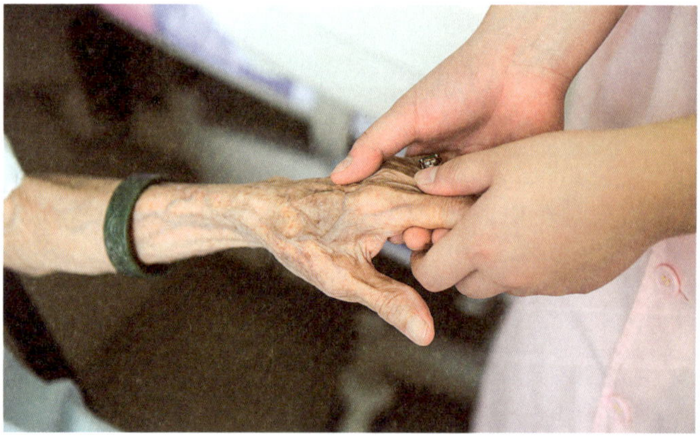

触摸长者

应用心理社会干预模式。“心理社会”是指人是由生理、心理及社会各部分组成的，个人的心理发展受到社会环境和生理状态的影响。心理社会干预模式借助“人在情境中”的基本原理，将心理和社会因素结合起来，强调人、环境，以及人与环境的互动影响，强调动用直接和间接的社会资源。针对长者，我们进行心理疏导，运用个性化、接纳、当事人自决、不批判的态度、表里一致、保密和受控制的情绪反应等原则。我们引导王奶奶正确认知，学会适应社会环境、面对现实，从一个事物、一件事情的多个方面来分析，用发展的眼光看待问题。

三、启动“万宏悦沁芳香疗法”

芳香治疗在旧石器时代中期就已开始被人类使用，在人类防病治病方面发挥了一定的作用。芳香物质刺激嗅觉系统是芳香疗法的重要原理。芳香物质就是应用特定芳香植物，经蒸馏或压榨得到的挥发性成分，采用芳香喷气机和固体颗粒闻香。

我们将芳香疗法用于认知症的非药物干预，取名为“万宏悦沁芳香疗法”。我们在三楼认知症专区的公共活动区域天花板上安装芳疗扩香仪器，打造成天然精油芳香区，让精油芳香由上方往下扩散，有利于香气在空间内的流通。处于芳香氛围下的长者通过香气激活大脑神经，获得益智健脑的功效。我们还在长者的枕头下放置“精油微胶囊芳香枕芯”，长者嗅闻天然精油入眠。同时，我们结合相关的运动、语言、音乐疗法，全方位地提升长者的认知能力。通过两个月的训练评估，我们又为王奶奶加入“芳香嗅闻训练套餐”，可以帮助她通过嗅觉激活相应大脑神经区域，以嗅闻的方式让脑部神经做运动，起到延缓大脑神经衰退速

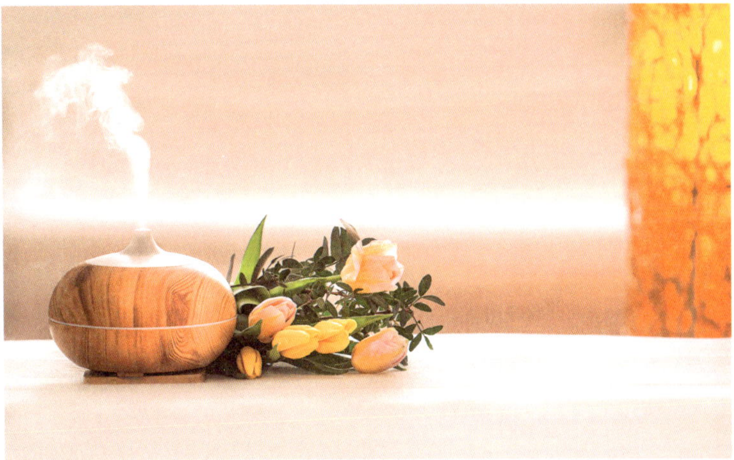

芳香疗法

度的目的。

我们将“芳香嗅觉训练套餐”融入王奶奶每天的日常活动内容中。近四个月的芳香疗法起到了较好的调节作用，王奶奶有效改善了记忆能力，减少了激越行为，缓解了忧郁的心情，心情放松，身心愉悦。

四、干预效果评价

我们通过积极引导长者熟悉环境，增强饮食护理、日常生活护理，以及给予心理支持、开展心理社会干预模式，特别是推进“万宏悦沁芳香疗法”，并结合相关的运动、语言、音乐疗法，全方位地提升了王奶奶的认知能力。经过半年多的专业训练，王奶奶目前精神状态良好，情绪稳定，情感表现积极，饮食正常，生活有规律，睡眠平稳，能积极参与到院内组织的各项活动和训练中。王奶奶已经适应了长期照护生活，与其他长者能够和平相处，有时还会主动帮助别人，不再吵闹着要回家。同时，王奶奶与子女关系缓和，相互信任，女儿、女婿有时带小外孙女一同来探望王奶奶，一家人其乐融融，尽享天伦之乐。

上海长宁万宏悦馨第一长者照护之家
向　云、吴　军

给予希望
——认知症老人的安宁疗护

一、案主背景

徐奶奶，89 岁，初中文化，讲上海话，育有一儿两女。2012 年，徐奶奶入住银康老年公寓；2016 年被确诊为血管性痴呆和路易体痴呆；2021 年病情变化，转介到银康舒缓疗护中心。

二、综合评估

（一）疾病

1. 确诊疾病

血管性痴呆、路易体痴呆、2 级高血压（极高危）、2 型糖尿病、冠心病、脑梗死、吸入性肺炎、右肺下叶实性结节、恶性肿瘤（右上颌面部）。

2. 临床表现

（1）症状：气急，表现为呼吸频率增快，呼吸急促，呼吸极度困难，张口呼吸。

（2）体征：伴有口唇发绀、咳嗽、咳痰、恶心呕吐、谵妄等症状，两肺闻及湿啰音、下肢浮肿。

（二）药物评估

无药物、食物过敏史。用药：奥氮平、多奈哌齐、艾司唑仑、阿司匹林肠溶片、阿托伐他汀钙片、麝香保心丸、乐脉胶囊。药物需磨粉，经鼻饲管用药。

（三）肌力评估

左侧肢体肌张力消失，右侧肌张力减弱。

（四）生活自理能力

全失能，鼻胃管进食，大小便失禁，睡眠障碍。

（五）认知与心理评估

血管性痴呆和路易体痴呆，存在幻视幻听精神行为症状。经过汉密顿抑郁量表（HAMD）[①]评估，表现为抑郁、焦虑、多疑。

（六）沟通能力

口齿不清，表达能力差。

三、照护目标

1. 给予长者有尊严的、舒缓和舒适的临终照护服务。
2. 给予患者与家属心理支持。
3. 为家属提供哀伤辅导。

四、照护计划

（一）照护方针

1. 以精神慰藉舒缓照护为主，医疗介入为辅。
2. 跨部门、跨学科整合照护。
3. 家属心理支援。

（二）照护措施

1. 定时为徐奶奶翻身扣背，防止呼吸衰竭的发生

（1）每天早晚两次，每次至少半小时通风。

（2）随时观测生命体征，听诊肠鸣音。

（3）保证每日水分和营养摄入量，记录24小时入出量。

---

① 汤毓华，张明园．汉密顿抑郁量表（HAMD）[J]. 上海精神医学，1984（2）.

2. 每天床上被动康复活动 30 分钟

3. 保持呼吸平稳

（1）舒适体位卧床休息，减少耗氧量，调节室内温度、湿度，保持空气清新。

（2）及时清除口腔内分泌物，必要时给予吸痰。

（3）24 小时低流量间断性吸氧。

（4）用音乐帮助徐奶奶调整呼吸频率。

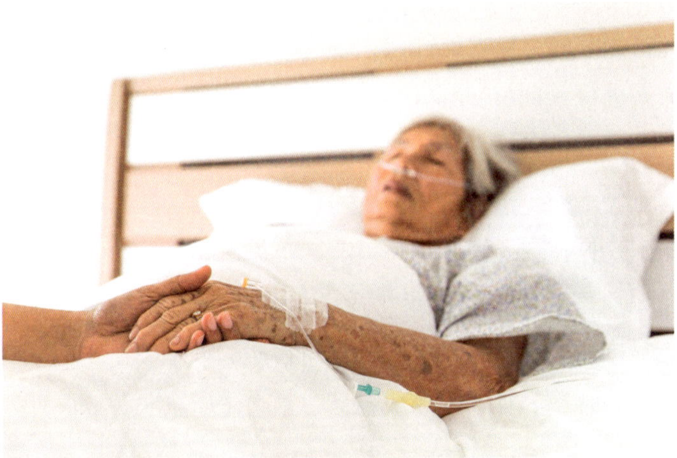

舒缓照护

4. 改善睡眠

（1）按医嘱口服艾司唑仑，观察是否抑制呼吸。

（2）创造清洁、安静、安全的睡眠环境。

（3）按照徐奶奶的睡眠习惯帮助其入睡。

5. 照护安全

每小时观察徐奶奶的情绪及行为，如果出现焦虑、谵妄，用沟通的方式转移其注意力，防止意外发生。必要时，在家属的同意下实施保护性约束措施。

6. 信息沟通

（1）通过音乐治疗，让徐奶奶尝试着哼出歌词。

（2）沟通时使用“日常交流卡片”。徐奶奶听力差，但视力还没有完全衰退，护理员尝试将与日常生活有关的短句写到纸上，如“大便吗？小便吗？口渴吗？痛吗？身体痒吗？”，用加粗大字号打印下来并进行塑封，配合指读的方式，方便照护员、家属与徐奶奶的交流。

7. 家庭心理支持

（1）与徐奶奶的沟通中，对她重要生命史给予肯定、赞美。

（2）询问家属徐奶奶是否有未了的愿望，家属有什么特别想对老人说的话。

8. 接受离世事实，完成逝者心愿

（1）提前告知家属，徐奶奶已进入临终状态。

（2）对家属进行预期哀伤辅导、死亡教育。

五、照护成效

（一）大手印小手，了却心愿

在舒缓区亲情室，社工和家属开展“希望列表”活动。大手指表示父母亲，每个手指写上父母心愿：对子女的叮嘱、对孙辈的期望。小手指代表子女：每个手指写上对父母的感恩、孙辈健康成长信息。大手印小手，血脉在传承，老者善终、生者善别。

社工在与徐奶奶原先的工作单位沟通中了解到，徐奶奶家因为在财产的分配上意见不一致，导致家庭关系变得紧张。加之大女儿常年在英国，相互关系更为疏远。徐奶奶常跟知心老姐妹提起，不希望因为财产分配原因让一家人变陌路人；徐奶奶也曾对因常年紧张工作而疏忽了对子女的爱和关心表示歉意。

为此，社工专门和大女儿联系，告知徐奶奶当下的情况以及她郁积多年的心事。大女儿听后非常感动，但因疫情原因无法回到国内陪伴母亲度过最后的时光。在社工提示启发下，大女儿多次通过视频和妈妈对话，还写了一封充满亲情和感恩的信，录了音，让我们用大号字打印下来，在徐奶奶苏醒时念给她听。徐奶奶看着视频中多年未见的女儿和信上写的内容，流下了欣慰的眼泪。儿子专门拿了妈妈 70 岁大寿时的全家福照片，让妈妈一睁眼就能记起一家人其乐融融的美好时光。

（二）音乐治疗，舒缓症状

考虑到徐奶奶听力差，低频声音被听到的可能性更大，我们选择了大海的声音。在治疗过程中，徐奶奶全程表情和蔼、身心放松。病情加重时，徐奶奶血压和心率忽高忽低，照护人员对其实施了抚触疗法，一边为徐奶奶按摩上下肢，一边目光相视、低声交流，调整其呼吸节奏，缓解情绪焦虑。

音乐治疗师使用空灵鼓为徐奶奶演奏《茉莉花》，当问到是什么歌曲时，徐奶奶含糊回答出“茉莉花”这三个字，令在场的人十分惊讶。在演奏《东方红》时，徐奶奶能清楚地唱出歌词，还能跟随音乐摇摇铃。

（三）生命回顾，给予尊重

为了帮助徐奶奶更快地适应新环境，在社工的介绍下，新老单元的照护人员组织起来，充分了解了徐奶奶的性格与习惯，请原单元照护人员每天两次到舒缓区陪伴她，对她进行安抚。徐奶奶每次见到熟悉的人、听到熟悉的声音，都会出现平静而欣慰的表情，这样得以让她在生活环境上实现顺利过渡。

大家围着徐奶奶，对她的生命历程展开了回顾。从 2012 年徐奶奶入住银康老年公寓、2013 年徐奶奶参加银康老年公寓第一期口述历史的自我生平讲起，再到她在银康老年公寓生活的花絮：徐奶奶从前是当兵的，很坚强，很有主见；

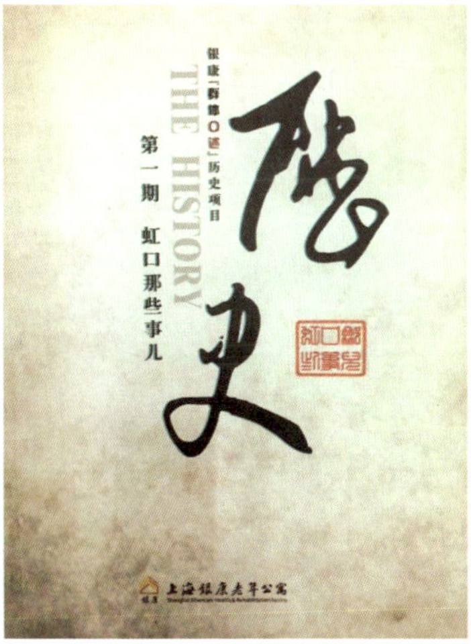

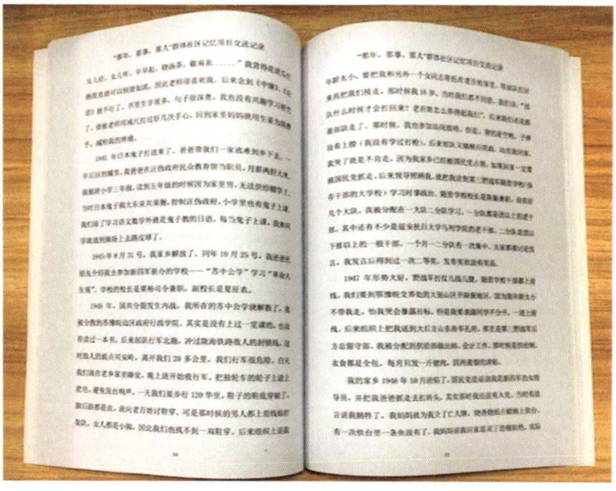

2013 年，银康老年公寓第一期群体口述历史中徐奶奶的讲述

徐奶奶刚住到养老院时，有试图逃走的轶事；她帮助工作人员一起“解决了”很多其他认知症老人和工作人员之间的“小误会”；徐奶奶因癌症引起皮肤溃烂，但换药不怕疼……大家的回忆和分享仿佛把在场的每个人都带到了徐奶奶从前经历的一个个难忘时刻和场景里。徐奶奶睁眼注视着大家，似乎再一次感受到过往的时光。她的女儿也非常激动，不断询问徐奶奶“是不是呀?”“对不对?”“你还记得吗?”，徐奶奶点头、微笑。

（四）哀伤疗护，热爱生命

在徐奶奶生命的最后一程，她的子女很紧张，社工全程陪伴着他们，在音乐背景下带领他们抚触自己的妈妈。在徐奶奶血氧和血压越来越低的时候，他们情绪处于不受控制的边缘。

社工通过提问的方式，让徐奶奶的子女明白自己与妈妈之间没有遗憾。社工轻声问：“你们对妈妈想说的话，是不是都说了?”

他们点点头。

社工安抚他们说道：“奶奶也算是不受罪地离开了。”

他们点点头说：“不抢救了，不再受罪了。”

女儿说：“妈，去吧。”

儿子说：“妈，我是您最疼爱的儿子。”

在说完最后的话后，徐奶奶安详地走了。

徐奶奶去世第二天，家属来办理离院手续。社工发现徐奶奶的儿子状态特别不好，就邀请他留下来进行了哀伤辅导。社工讲述了这段时间与徐奶奶的相处。他边听边流泪说道：“这段时间你们对我母亲照护无微不至，对我们家属关心备至，让我们能在母亲生命的最后，当面说出了对她的爱和感恩，我们心里如释重负，不留遗憾。”社工紧握着他的手说：“如果想妈妈了，就到我们这里来，这里有她最后八年留下来的生活痕迹和温度，她的音容笑貌同样留在我们心中。”他点头轻声说：“愿意的，会来的。”

在徐奶奶告别仪式后，她的子女又专程来到舒缓疗护中心，再一次对团队表达感谢，表示他们在这段十分艰难的旅程中感受到久违的温情、温暖，感受到了生命的美好。社工拿出事先准备好的《银康第一期群体口述历史——虹口那些事儿》作为礼物送给家属，邀请他们在徐奶奶一周年忌日之时，以志愿者的身份回到银康老年公寓，缅怀母亲的同时也看望母亲在这里的老邻居。

当晚，舒缓疗护团队就收到了家属的感谢信："感谢你们的一路陪伴，让母亲在最后一段岁月里过得平静安详，也让我们学会了一家人要和睦相处，让母亲没有遗憾地离去。"

上海胜似家护理院

舒缓疗护中心

特别的爱给特别的你

——中度认知症案例分析

一、背景介绍

S 爷爷，86 岁，2018 年入住机构，有认知症病史。S 爷爷身体状况良好，喜欢运动，爱听歌。由于是非自愿入院，所以他经常吵着要回家，当受到劝阻时，脾气就会非常暴躁。S 爷爷具有较强的观察能力和行动能力，有“出走”福利院的行为。

经了解，S 爷爷与亲戚、朋友关系疏离，与社区、居委等几乎没有联系；在院内，他与方爷爷相处融洽。2020 年方爷爷因病离世，导致 S 爷爷焦虑情绪加重，吵闹要回家的频次增加，脾气也越发暴躁，出现游荡行为，引起同居室老人不满。S 爷爷的非正式支持网络比较薄弱。

二、案例分析

（一）案主主要问题

1. 福利院好友离世，对新居室和室友不适应，引发焦虑情绪。
2. 家庭关系复杂，家庭互动极少。
3. 缺乏有力的社会支持。
4. 认知症加重，有游荡行为。

（二）目标与策略

1. 服务目标

总目标：利用个案管理模式，整合和创造有效社会支持网络，提高 S 爷爷的养老生活质量。

分目标：

（1）整合院内资源，增强案主朋辈支持和环境适应力，缓解焦虑情绪。

（2）协助案主构建有力的支持网络，改善家庭互动模式，增加社会支持。

（3）运用个案管理模式，整合院内外资源，促成各系统间的配合，延缓案主认知症的发展。

2. 服务策略

依据个案管理模式，生活区、护理部、卫生所、社工部、业务科以及康复六部门分工合作，全面掌握 S 爷爷的基本情况和出现的重点问题，提供包含生理、心理、社会的整合式服务（见下表）。

个案管理模式分工合作内容

个案管理模式	资源链接	具体计划
生活区	进行专项护理	生活护理 日常问题解决 生活能力训练 家庭氛围环境营造
护理部	医疗护理照料	护理计划制定与实施 认知症照护培训
卫生所	医生日常诊疗	结合药物进行心理治疗
社工部	提供精神照料，引导各支持系统根据服务对象的情况进行探讨与沟通，制定具体长期服务方案	建立信任关系 缓解案主焦虑情绪 帮助案主建立社会支持 开展认知症沟通培训，营造关爱认知症长者氛围
业务科	联系家属 建立沟通桥梁	与案主寓居国外的女儿取得联系，将案主在院内的情况反映给家属，获得家属的理解、配合和支持
康复治疗师	康复介入	认知能力训练 放松训练（健康操、筋膜放松、推拿）

三、案例干预过程

（一）“家”的归属，暖心护理维持情感交往

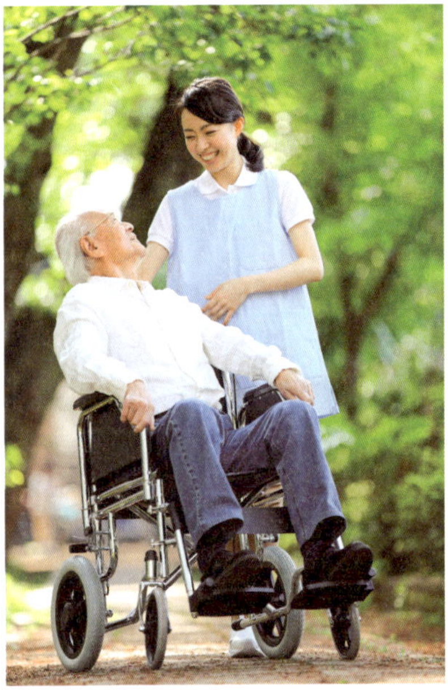
游园散步

根据S爷爷的现状，生活区工作人员为其提供暖心护理。根据季节布置走廊，让S爷爷感受四季的变化；节假日营造浓郁的节日气氛，让S爷爷感觉家的温馨；开设游戏文化角，使他在游戏中感受成功的喜悦；开辟动物观赏角，通过给鱼、乌龟、蚕宝宝等小动物喂食及观察动物的生长，体会生命的意义。

社工邀请S爷爷游园散步，带其熟悉新环境，结识新朋友。在S爷爷的居室中增加其常用物品和照片，并根据他的习惯调整物品摆放，增加其对新居室的熟悉度。护理员鼓励S爷爷尝试着自己叠被子，整理床铺，力所能及地帮助同居室行动不便的老人取东西，缓解了居室矛盾。

在有生活感的温馨班组，在有家的味道的环境里，S爷爷逐渐神态安详，享受快乐的生活，对机构的归属感也与日俱增。

（二）健康管家，我们是贴心的

护理部联合社工部对全院职工开展认知症相关培训，增强护理员的照护能力，同时辐射周边社区，普及认知症知识。改造住养环境：选取柔和的照明灯光，保证老人每日光照；设置清晰的指示标识，确保老人能找到自己的房间；做好安全防卫工作，安装防撞桌角、限位窗户等，保障老人安全住养环境。挖掘S爷爷游荡行为背后的深意，如想出去走走，则由工作人员陪同散步；如是无意识地游荡（夜晚居多），则增加巡查，确保老人安全。

（三）医养结合，白衣天使守健康

医生为S爷爷提供药物治疗，很好地抑制了他的认知症病程发展，同时医生也积极与其家属联系，及时告知家属他的病情，评估病程，根据病情增减用药，用心守护其健康。

（四）心理按摩，我们是认真的

社工运用回想疗法，与S爷爷一同回忆曾经当足球运动员的光辉岁月，收集相关老照片，制作怀旧相册，提升他的自我价值感。

S爷爷曾是一名优秀足球后卫，有较强的组织能力。社工通过赋权，鼓励S爷爷承担召集大家做操的任务。社工给予及时的夸赞与肯定，激发潜能，提升其积极性。通过参加活动，S爷爷认识了更多的朋友，朋辈群体的相互关心强化了其正向情绪。

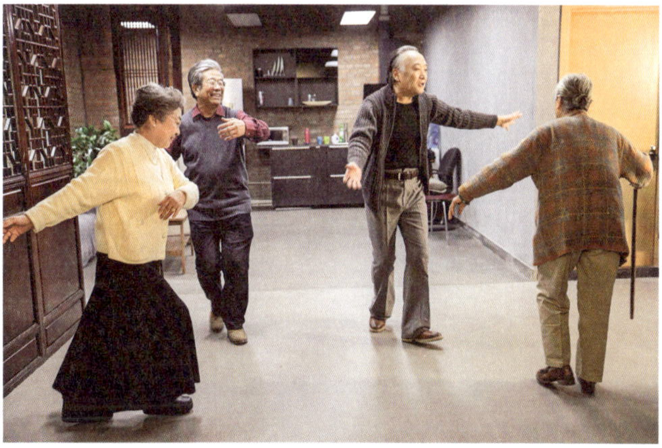

积极参加活动

了解到S爷爷喜欢唱歌，社工邀请他参与各种音乐活动，让S爷爷通过回忆歌词、演唱或是学习新歌的方式，巩固他日渐退化的记忆能力和语言功能，延缓认知症发展进程。

（五）“金牌客服”，我们是专业的

我们积极与S爷爷家属取得联系，鼓励家属多来院探望老人；定期组织S爷爷与大女儿的视频通话，缓解他的思念之情。

利用家属探视机会，业务科和社工一起与家属进行了两次谈心。在大家的努力下，家属增加了探望的频次，并在节假日带老人外出就餐。家庭系统的强化为S爷爷提供了积极、正面的支持作用。

（六）康复介入，延缓认知症发展进程

康复师通过“MMSE量表”对S爷爷各方面的能力进行了评估，并为其制定了康复诊疗计划。每周进行认知功能训练，分别从他的定向力、记忆力、计算力等方面着手，配合筋膜放松、推拿等被动式服务，达到减轻患者的症状，延缓认知症发展进程的目的。

四、成效评估

（一）服务成效评估

本案例中，社工充分挖掘案主潜力，注重案主的参与，与案主一起布置居室环境，一起散步，鼓励案主结交新朋友，减轻由搬迁新居及好友离世引发的焦虑情绪。我们基于案主的优势，通过赋权增能，丰富案主住养生活的同时强化案主正向情绪；同时积极建立案主与家庭的联系，实现了案主出去走走以及回家看看的愿望。在关爱认知症的良好环境营造下，案主感受到家人的关心与关爱，同时也对福利院产生了归属感。

（二）案主转变

生理方面：经过医护和康复的介入，案主在定向力、记忆力方面有了一定的提高，游荡行为明显减少（见“MMSE量表”前后测数据）。

	定向力	记忆力	注意力和计算力	回忆能力	语言能力	总得分
前测（2020.11.1）得分	4	2	3	0	8	17
后测（2021.3.1）得分	5	3	3	0	8	19
分差	1	1	0	0	0	2

注明：0—9分为重度认知症，10—20分为中度认知症，21—26分为轻度认知症，27—30分为正常数值，其中分数小于27分的属于认知障碍。

通过自理能力的训练，S 爷爷能够主动叠被子、叠衣服，帮助同房间老人取放物品，实现从凡事依赖护理员到主动帮助他人的转变。

心理方面：入院之初，S 爷爷每天吵着要回家，对工作人员充满了戒备。通过个案服务，S 爷爷逐渐适应了新环境，找到了聊得来的同伴，主动参加各项活动，在不断地被肯定中强化了正向情绪，对福利院的归属感有了很大的提升。

社会方面：（1）家庭支持系统得到强化。远在美国的女儿每两周与案主视频通话；在国内的女儿、女婿则增加了探望频次与停留时间，并和案主一同外出过节，让案主感受到了温暖的亲情。（2）院内外支持系统的建立有效缓解了案主的情绪问题，延缓了认知症的发展进程，提升了案主的养老生活质量。

五、专业反思

本次针对 S 爷爷采用的个案管理模式，从其个人、家庭和福利院内外各方面整合资源，增强其社会支持网络，提升其养老生活质量。社会工作者整合福利院内外资源，促成由生活护理、医疗护理、医疗、社工、业务和康复六个部门合作“六位一体”的个案管理模式，为案主在生理、心理、社会三个方面提供整合式服务。我们不断强化案主原有的家庭系统，并建立他在福利院的新系统，增进案主与各个系统间的良性互动，有效缓解了案主的焦虑情绪。

本个案也有不足之处。案主的宏观系统比较单一，与外界的联系不紧密，在入住福利院后，社工的工作重点放在了案主原有家庭系统的强化和福利院系统的新建，对于宏观系统的介入比较少。在今后的工作中，我们还需加强案主宏观系统的介入，更好地服务好案主。

上海市第一社会福利院

王晨琳

是的，他想“回家”
——认知症老人“回家”情结的应对宝典

家带给我们安全感、舒适感、归属感，认知症老人也一样。在认知症老人照护工作中经常会遇到一个问题，即他们会反复闹着要“回家”。是的，他们想“回家”。然而对认知症老人而言，所谓的“回家”，并不一定是指曾经的家，“家”也许是他记忆深处的某个地方，又或许是想起了过往某些经历或者某件未完成的事情。

当认知症老人提出要“回家”时，有可能是对现在的情况产生了不安全的感觉，可能是身体不适，也有可能是感到恐惧，亦有可能是对环境感到陌生。如果想解决认知症老人要“回家”的问题，那我们必须了解他们的真实需求。而疾病却阻碍了认知症老人准确描述出自己的需求的能力，这时我们将开启一场艰难的沟通……

一、如何面对认知症老人提出“我要回家”

面对这种情况我们要如何应对呢？我们将应对的动作要领总结为“倾听＋肯定＋换场景”。

（一）倾听

当老人反复提出“我要回家”时，护理人员要耐心地倾听他的真实需求，这是应对问题的第一步。有些情况下，认知症老人会直接提出“我要回家”，甚至会出现前兆动作，比如游走，这类行为的应对方法则需要护理员平时的从业经验积累。

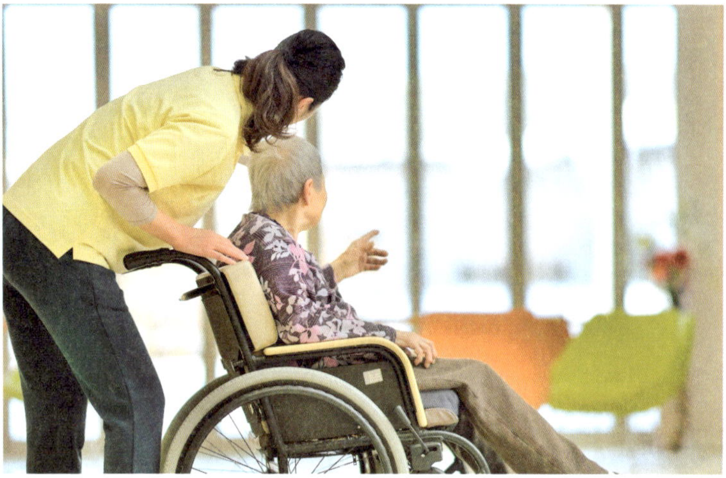

耐心倾听

（二）肯定

在照护认知症老人时，在任何场合、任何场景下，护理员都要肯定他们，给予他们正面的反馈。这象征着护理员也在认知症老人认为的同一个真实的世界，护理员的肯定响应了他们的情绪，可以缓解他们的焦虑。比如面对“我要回家”的诉求时，护理员可以回答：我们一起“回家”。

（三）换场景

这是整个应对措施中最关键的一步，护理员了解了认知症老人的需求，并且给予肯定后，需要拿出行动，陪同其“回家”。

二、案例分析

李老师，女，92 岁，于 2019 年入住机构。李老师曾是一名教师，日常生活主要是睡觉和写毛笔字（这是她的爱好）。她由于睡眠障碍而日夜颠倒，经常闹着要“回家”，曾走失过 2 次。入住初期，李老师和过去一样待在房间里写毛笔字，经常闹着要“回家”，不管护理员如何劝说，坚持要开门出去，否则就会出现情绪激动的情况。

通过观察和总结，我们对她的这一行为进行了总结和原因分析。

1. 时间：通过记录发现，李老师提出“我要回家”的时间基本是在午餐后和晚餐前，同日落综合征存在相似之处。

2. 肢体语言：李老师走路非常着急，同时也伴随着焦虑，偶尔会在楼层游荡，试图寻找门的方向。

3. 诱发的因素：李老师的妹妹居住在独立区，妹妹来探望她后，李老师会提出“我要回家”。观察发现，她们姐妹每次聊天的话题多为家长里短的事情，有些事情会让李老师担心或者关心，因此产生些许焦虑，提出回家。（很多家属每次探视后都会说这么一句话：妈妈，我先回去了；或者，爸爸，我先回家了。这看似平常的话语却给认知症老人带来了疑惑，或者产生不安全的感觉。他们会质疑，我不是在家吗？随着家属的离去，他们的情绪产生变化，想要去寻找“家”。）

4. 心理因素：李老师偶尔发现自己突然要用钱的时候会产生不安全感，或是换了新环境，缺乏熟悉的环境和现实导向，就会反复提出“我要回家”。

5. 照护者因素：护理员的更换触发了认知症老人的不安全感，比如晚上睡觉会拿东西把门堵住，或者半夜起来寻找“家”。

三、应对措施

针对李老师上述行为的原因分析，我们采取了以下具体应对措施：

（一）环境和现实定向

首先从环境上进行复制。李老师入住我们机构后，护理员将她在上一家养老机构的家具，包括喜欢的物品（毛笔）都放在了房间同样的位置，为李老师创造熟悉的环境。另外，单独准备了一块白板，上面写着李老师目前居住的房间号以及地点，起到时间和地点的定向作用，加强她的记忆。

（二）丰富李老师的生活

护理员知悉李老师提出要“回家”的时间段，提前在此时间段安排她感兴趣的活动，或者安排其在公共区域看报，让她不感到无聊。但在她直接提出“我要回家”的时候，我们不会再采取转移注意力的措施，避免因此引发其情绪的激动。

（三）正面回应“回家”的要求

当李老师提出“回家”时，护理员会直接询问她：是有什么事情还没办吗？等她说出自己的理由后，护理员立马采取行动，陪她“回家”。

另一个换场景的地方是申园会所的位置，墙上贴了很多申园的大字。由于白板上写明了李老师的房间号和地点，她记忆中记得自己是处于申园的。每当这个时候，她就会和护理员说：“我就是要去这里，去申园。”护理员就带她回申园。这种情况就是换场景的运用，经过我们总结和实践，这个方法运用效果很好，可以充分应对李老师要“回家”的诉求。

为应对李老师的妹妹探视她后，李老师往往会提出要“回家”，我们与家属沟通，每次尽量避免聊家中让李老师担心的一些事情，且离开的时候请李老师陪同着送别妹妹回家。

在照护方面，避免新入职的护理员直接照顾李老师。新入职的护理员需经李老师熟悉的护理员引荐，等她熟悉后再直接参与生活照顾。

四、换场景的动作要领

以上措施中，换场景在李老师提出“我要回家”时运用的效果最好。运用该措施的过程中有 4 个重点：

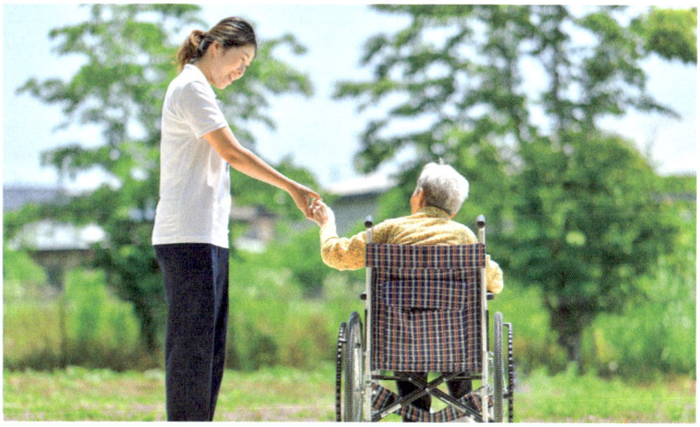

换场景

第一，陪同她出去要提前看天气，天冷加衣服，做好保暖措施。

第二，由她熟悉的护理员陪同出去。为给予充分的安全感，女性随同的话可以手牵手，男性就跟在她身后。

第三，避免原路返回。其实认知症老人有的时候是有记忆的，两点之间来回走动会让其感觉自己来过，没有离开现在的环境，所以选择绕一圈是最合适的。

第四，明确换场景的目的。首先，完成了出行的任务，让李老师感觉到自己已经出去了一趟，这个事情办完了，也许走着走着她就会忘记出来的目的。其次，由于换了场景，李老师到了一个陌生的环境，才发现记忆照护区是她熟悉的环境，就会把记忆照护区当作家。这一步在整个应对过程中是最关键的。

五、应对误区

同时，护理员也梳理了之前用过的一些错误或者无效的方法，这里也分享给大家：

1. 未能直面回应老人的“回家”需要，会加重老人的不安情绪。最初李老师说要“回家”时，因为担心老人走失，护理员没有给予正面回应，之后发现这样反而会加重她的不安情绪。

2. 转移注意力、反复劝说无效的情况下要尝试用别的方法，护理员不能坚持一味地劝服。

3. 护理员答应了陪同“回家”，但是因为各种原因未执行，仅停留在响应而没有拿出实际行动，这样会降低老人对其的信任。

4. 不要反问老人你的家在哪里。部分老人不能记住自己的家庭住址，而且某些情况下，老人提出的回家并不是真正的回家，反问会导致其更加焦虑。

泰康之家申园（上海）养老服务有限公司

王　娣

慧享福嘉定海上荟认知症照护专区关爱案例分享

嘉定海上荟引进日本“自立支援、尊重”的先进照护理念，让入住机构的认知症长者感受到“尊重、尊严、快乐、温暖”的归属感，同时鼓励并尊重长者积极做出自己的选择，让长者在机构能够拥有自己喜欢的生活，绽放生命的精彩，延缓认知退化的速度。嘉定海上荟记忆家园有五大照护特色，包括：丰富多彩的社交干预、温馨治愈的环境干预、贴心的认知提升干预、多样化的益智训练干预、专业持续的评估及心理干预。

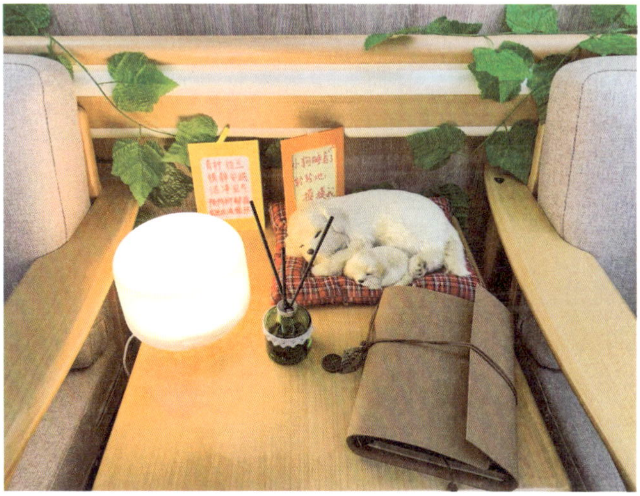

芳香疗法及萌宠疗法，舒缓长者焦虑情绪

一、案例概述

舒奶奶，患有阿尔茨海默病，老伴不幸离世后，家属为让她得到更好的照护，于是找到了嘉定海上荟记忆家园。

经详细了解，舒奶奶有高血压病史，咀嚼、吞咽功能均较差，二便感知能力基本失常，夜间睡眠不良，语言表达和听说方面均有较大障碍，平时洗澡及走路均需介助。经机构综合评估，舒奶奶的生活照护等级为重度，认知症为中重度。

二、服务计划

（一）营造温馨治愈的环境

为了让舒奶奶入住嘉定海上荟记忆家园时不感到陌生，我们的照护师提前将奶奶家中熟悉的物品放置到机构内，营造了近似于她家的环境氛围。在舒奶奶对环境未完全熟悉之前，我们为她准备了单人间。随着对舒奶奶生活习惯和作息时间的了解，我们为舒奶奶找到了“她的好朋友”——优奶奶，安排优奶奶作为她的同室好友，保证了两位老人的生活作息相近，减少同室的冲突。

我们在两位奶奶同住的房门口挂上可爱的小挂帘，悉心指导奶奶通过看房间里面的怀旧时钟来辨识时间。照护师每天都带着舒奶奶熟悉照护专区的环境，减少舒奶奶对于陌生环境的紧张感。

为便于两位奶奶找到房间，照护师在她们的房门贴上她们熟悉的“卷心菜”图案，并写上各自的名字。

（二）制订多样化的益智训练

照护团队制订详细的益智活动训练计划，有针对性地改善舒奶奶的定向辨认、生活自理、颜色辨识、逻辑思维等综合认知能力。在阳光明媚时，我们会在确保安全的情况下，安排长者们到室外的花园走走，晒晒太阳，让他们辨识周边植物以及季节变化，锻炼认知能力，呼吸新鲜空气。

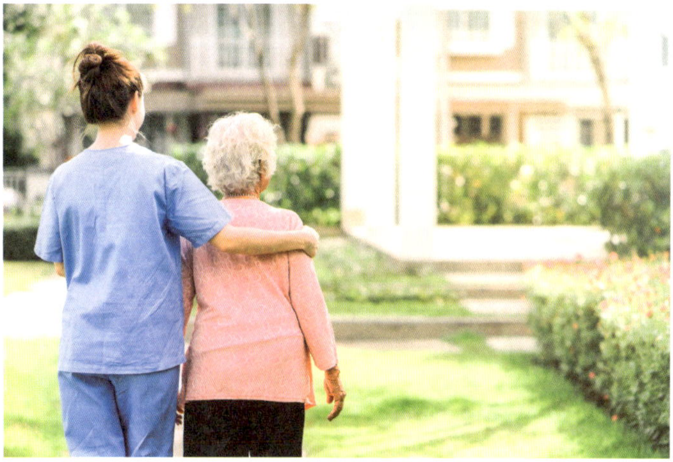

户外散步

（三）多样化的社交干预及家属增能，舒缓长者不良情绪

舒奶奶刚来时，对身边一切的反应很木然，对我们多次称呼她“舒奶奶”都没有反应。照护团队经过与家属详细沟通后了解到，舒奶奶对老伴的感情很深，平时老伴称呼奶奶“小舒”较多。照护团队便开始尝试把“舒奶奶”的称呼改成“小舒”，我们惊喜地发现，舒奶奶居然很快地给予了回应。于是，我们就以“小舒”的称谓开始与她互动沟通。

同时，照护团队每周邀请家属来机构陪舒奶奶聊天，或陪她吃饭。舒奶奶的儿子很孝顺，只要有空就会在接到邀请后，第一时间带着家人一同来机构陪妈妈，这一定程度上给了她很大的安慰，情绪愈发稳定。

（四）悉心的饮食照顾

舒奶奶刚来时有吞咽功能障碍，照护师便耐心地把蔬菜剪成小块后再让她进食。舒奶奶不喜吃肉，在了解情况后，我们特意安排厨房准备餐食时，多准备一道有鱼或有蛋的食物，以确保舒奶奶的蛋白质摄入。

舒奶奶脾胃较虚弱，照护团队与营养师商量后，每周为她熬一碗白木耳桂圆枸杞粥，同时鼓励家属探望时带熬好的鲫鱼汤给她喝。

舒奶奶有严重便秘，日常情绪因便秘受到影响。通过与家属沟通，我们建议舒奶奶减少吃番泻叶等伤害肠胃的药物，代之以每天早晨起床后空腹喝温开水，多吃通便的水果。慢慢地，舒奶奶的便秘开始好转。

（五）专业的认知评估支撑，了解长者认知症加重的起因

上海精神卫生中心老年科的博士生导师、主任医师肖教授到海上荟进行照护指导时，针对舒奶奶经常出现幻觉的症状，建议我们与家属沟通了解其症状背后的起因。

针对舒奶奶幻觉症状，我们与家属沟通了舒奶奶以往的生活细节。我们了解到舒奶奶与老伴感情非常好，2020 年初与她相依多年的老伴忽然去世，对奶奶打击很大，致使她出现了总感觉房间有男人、儿媳妇要害她等谵妄症状。照护团队善意地告诉她，老伴在家里由他妹妹照顾得很好，让她不要担心；日常与舒奶奶沟通时放缓语速，耐心倾听奶奶说话。渐渐地，舒奶奶幻视和谵妄的症状有了明显改善。

三、经验总结

在专业照护师的悉心照护下，原来有幻视、谵妄症状，对二便感知失常的舒奶奶，精神状态逐渐转好，愿意配合照护团队一起做活动，二便的感知也慢慢得以恢复。通过团队不厌其烦的耐心照护，舒奶奶脸上有了笑容，也更乐意主动做游戏，并尝试做一些自己力所能及的事情了。舒奶奶的儿子和儿媳都非常欣喜地看到舒奶奶的变化。

通过舒奶奶身上的变化，我们总结了以下几点照护经验：

1. 在长者进入一个完全陌生的环境时，照护团队可尝试在长者房间内放置其熟悉的一些物件，让其在新的居住环境中感觉温馨、安心。

2. 长者对于全新的环境和人员需要较长的时间适应。如果照护师邀请长者参与活动，长者面无表情或始终没有反应时，照护师们一定不能气馁，应给予更多耐心。当长者慢慢觉得你值得信任时，再为长者安排训练活动。

3. 与长者家属进行深入沟通，了解认知症行为背后的触发点是什么。再据此通过善巧方便的办法，让长者内心安定下来，舒缓长者焦虑、不安的情绪。

4. 定期邀请专家为长者作出评估，对特别困惑的照护难题可请教专家，请专家给出一些可行性的指导意见。

5. 除了为长者准备多方面的认知训练以外，积极鼓励长者与其他人互动、社交，让长者觉得自身不是孤独和孤立无援的，从而减少不安情绪，建立积极情绪。

6. 与家属的互动永远是减轻认知症长者焦虑、抑郁情绪的良药。我们每天将长者在机构的情况用照片和视频的形式发送给家属，邀请家属多来机构陪伴长者。

7. 爱和持久的耐心是打开认知症长者信任大门的最好钥匙。

通过日复一日的照料，假以时日，一定会以一种特殊的方式收获回馈。认知症长者脸上露出的笑容，就是我们认知症照护人不辞困难愿意付出的最好理由！愿每一位在养老认知症照护领域默默付出的照护人，都能得到这个最好的回馈！

上海慧享福养老服务有限公司
肖 玲、黄 瑾

港湾情怀　用爱关怀　用心陪伴

——高龄认知症老人照护案例

认知症老人照护需要结合长者生理、心理和文化特点，为其打造个性化失智照护解决方案，从专业环境营造、生活照料、就餐体验、身心健康管理、家庭照料者支援等方面入手，为老人提供专业的失智照护服务。做好高龄认知障碍老人照护服务，更是此服务领域的一大难点。上海蓝色港湾福利院基于工作实际，分享典型案例，为进一步做好养老服务机构认知症老人照护工作提供经验和建议。

一、案例情况

95 岁的薛奶奶 2020 年开始出现认知功能减退。据家属描述，老人原本长期与子女住在一起，自 2020 年春节后开始出现记忆力衰退、精神紊乱、情绪不稳定的症状，夜间无法入睡的情况也越来越严重，并伴有吵闹打人的状况，经诊断为“老年性痴呆伴精神障碍”。

2020 年，薛奶奶入住上海蓝色港湾福利院“记忆家园”认知障碍长者照护专区。我院卫生所专业医师、社工及照护人员根据她的情况制订了个性化照护服务方案，通过全方位照护、医疗服务、社工关怀、家属联动、失智老人兴趣活动支持等方式，为薛奶奶提供多方位的认知症关爱服务。如今，薛奶奶的精神状态呈现好转。

二、照护措施

（一）医疗介入

我院卫生所为薛奶奶制订了个性化的照护服务方案，服务人员严格按照方案为老人提供照护服务。具有多年心理学、精神康复医学临床经验的医师队伍结对为老人提供医疗和关怀服务，打造坚强的专业医护服务保障。服务过程中，医生根据薛奶奶的情况变化，及时调整、优化照护服务方案，认真记录好医疗介入服务经过，以专业医疗服务技能满足认知障碍长者的服务需求，巩固阶段性服务效果。

（二）社工关怀

社工服务队伍对薛奶奶在接受照护过程中所提供的关心和帮助，是我院“记忆家园”出色完成认知症老人照护服务计划不可或缺的暖心资源。社工每天会来到养护区与老人谈心，关注老人的身心状态变化，如同子女般体贴呵护，陪伴薛奶奶过好在蓝色港湾的每一天。近一年的服务下来，薛奶奶已经与社工、护理员建立起较为牢固的情感信任关系。如果说时间会慢慢夺走阿尔茨海默病患病老人的记忆，那么蓝色港湾的社工介入和暖心关怀就是尽力保留住老人生命中美好时光的温暖举措。

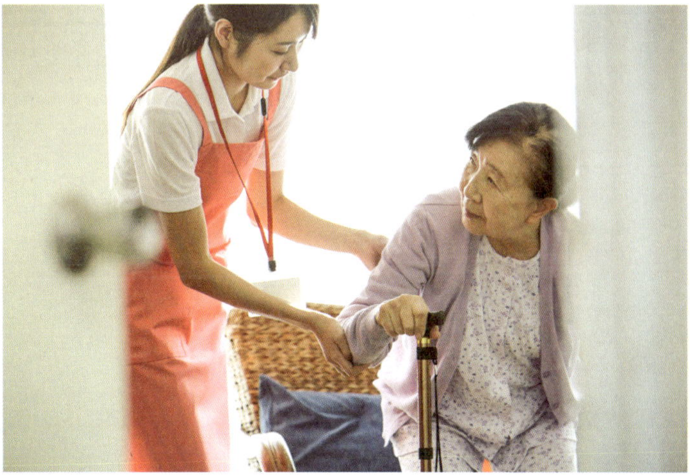

社工关怀

（三）同伴互助

在为薛奶奶提供认知症照护服务的进程中，我们发现，老人之间的互相关爱、互相鼓励对老人更好地接受照护服务有一定的积极作用，能够在老人出现情绪波动之际，及时为老人带来心灵慰藉和精神支持。鉴于此，我院特开展了“老伙伴互助服务计划”，特意安排患病程度较轻的老人帮助、鼓励患病程度较重的老人，在每一天的平凡生活中筑起家庭般的温馨氛围。薛奶奶的“老伙伴”是同样患有认知障碍的孙奶奶，在长时间的接触和互助后，两位老人建立起较为深厚的友谊，为彼此间照护生活质量的提升创造了诸多有利条件。

（四）失智老人兴趣活动支持

我院根据认知症老人的活动需求，有计划、有针对性地开展了失智、失能老人兴趣小组活动，每周定期实施。薛奶奶参加活动的积极性原本不高，对走出房门进入集体生活显得比较抵触。在日复一日的照护服务中，经过医生、护士、社工、护理员和身边“老伙伴”们的一再鼓励，薛奶奶逐渐开始加入简单体锻、益智游戏等活动环节中。社工、护理员则尽量安排薛奶奶参加一些自主意愿较强且适合她身体情况的服务活动。

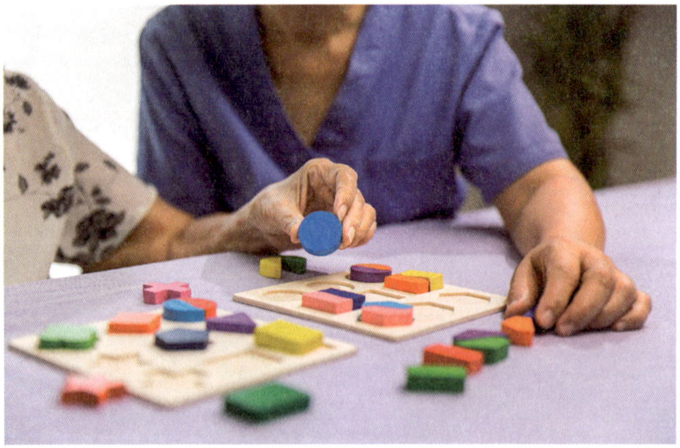

参加益智游戏

久而久之，薛奶奶逐渐接受了各类兴趣活动安排，在社工、护理员的帮助下，她也能够在“转魔方”“趣味投球”等小游戏中“一展身手”，慢慢成为我院“记忆家园”认知障碍长者照护专区高龄认知症老人中的活动表率和积极分子。

（五）医药辅助

从薛奶奶入院至今，我院卫生所医师为其定制了符合健康需求的服药方案。在照护实践中，我们通过药物辅助维持老人的生理健康情况，但不依赖药物来完成认知症照护工作。在提升老人照护质量方面，我们坚持学习先进的照护理念，把思想意识落实到具体服务上，通过加强人文关怀、环境营造、专业介入（社会学、心理学）等有效方式切实照顾、关怀认知症老人。

（六）家属增能

薛奶奶的家人每月都会来陪伴老人，陪她参加我院“记忆家园”组织的各种活动。他们一起通过手机翻看过往的老照片，回忆薛奶奶年轻时学习和工作的充实经历，回忆家庭的温馨时刻。薛奶奶的子女们定期与我院管理服务人员沟通了解老人近况，我院工作人员也会及时把老人的最新情况反馈给家属。家属对我院照护工作的支持，是我院提高对认知症老人照护质量有力的助推剂。

三、服务成效

在上海蓝色港湾福利院实施的认知症长者照护是以人为中心的服务模式，涉及的照护参与人员非常多，包括医生、护士、护理员、康复师、社工等。通过专业团队的整合照护，形成合力，认知症长者可以实现延缓病情发展速度、提高生命质量、维护人生尊严的目标。

从薛奶奶的照护案例中可以看出，在上海蓝色港湾福利院“记忆家园”认知障碍长者照护专区，所有照护人员都肩负着共同的服务使命。在我院，认知症老人所有的事情都归专职照护人员负责，包括饮食、精神心理安抚、康复等。我们的服务团队具备临床医学、心理运动和护理学知识等专业背景。从现已积累的照护经验来看，高龄认知症照护有别于普通认知症照护，更不同于一般的养老护理服务。

我们需要从薛奶奶的照护案例中归纳经验，将好的方法应用于更多认知症老人的照护服务中，继续为完善机构认知症照护体系助力。

上海蓝色港湾福利院

方　晨

认知症长者暴力行为的应对之策
——非药物疗法在认知干预活动中的应用

一、案主背景介绍

陶爷爷，86 岁，丧偶独居，其监护人为小儿子。陶爷爷两年前出现记忆力下降，并患有心梗、前列腺炎。2019 年 7 月的一天，陶爷爷夜间突发疾病滑倒，家人考虑到其独居安全隐患增大，于是将其送往上海虹桥敬老院。

二、案主评估

陶爷爷入院护理等级评估为专护，同时，我们针对他出现的上述一系列问题，对其进行了认知评估。

1. 生活自理能力

（1）日常生活活动能力评估：50 分。

（2）工具性日常生活能力评估：2 分。

评估结果：属于重度依赖。穿衣、洗浴、如厕等需要协助。

2. MMSE 量表

评估结果：16 分，属于认知症重度。逻辑思维能力以及计算能力薄弱，有暴力倾向和语言粗暴行为。

3. 情绪行为

情绪行为重度异常，经常出现语言粗暴行为，偶有暴力倾向。

4. 吞咽功能（洼田饮水试验）

评估结果：2 级，吞咽功能健全。

三、案主行为特征

陶爷爷的主要行为问题是暴力行为，表现为：情绪焦躁、兴奋，具有攻击行为，照护人员与他沟通过程中若引起他的不悦，便辱骂、爆粗口，扬言要“打死你”并作出打人的动作；经常与其他长者发生口角，并推搡他人。

某天上午，陶爷爷四处闲逛走到餐厅，看到其他长者围聚搓麻将，他便时不时敲打桌子发出不满的声音，当他察觉到别人看向他，就回瞪对方。几分钟后，陶爷爷走到麻将桌边上吐了口痰，正好吐到在打麻将的王阿婆的脚边。王阿婆感到不适，开始责怪陶爷爷。陶爷爷情绪突然高涨，反应激烈，与王阿婆发生口角。两位长者情绪愈发激动，陶爷爷随手拿起其他长者的拐杖想要打王阿婆，被在场的护理员拦住劝开。随后，护理经理和社工到达现场及时介入解决问题。

四、解决方法

针对上述事件，机构工作人员主要从以下几方面解决：

1. 在长者情绪不稳定时，护理经理和社工分别对两位长者进行沟通，抚慰长者情绪。

2. 在陶爷爷的情绪稳定后，社工正确引导他，让陶爷爷对他人减少敌意。事后，护理经理与陶爷爷家属沟通，反馈发生的事件。

3. 事后，护理经理和社工一起与护理员总结处理同类事件的技巧，需要运用的照护技巧，以防此类事件重演。

五、非药物疗法在认知干预活动中的应用

我们根据陶爷爷的认知情况，围绕长者七大维度能力（生活能力、语言能力、感官能力、逻辑能力、认知能力、计算机能力、执行能力），将非药物干预疗法融入日常活动中进行认知干预。

1. 生活能力维持：当长者能自己独立完成一件事情时，适当地给予表扬，增加其成就感，提高其参与活动的积极性；安排长者多参与洗脸、手指操、园艺等可以提高自理能力的活动。

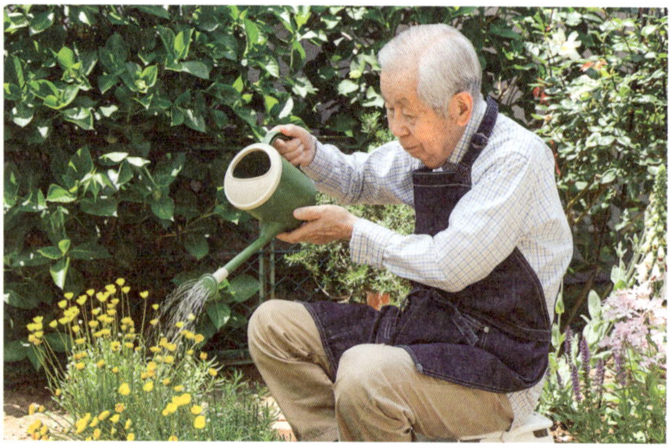

园艺疗法

2. 情绪方面：在长者突然出现脾气暴躁状况时，可以运用心理疗法，进行及时的心理疏导。由专业的老师给照护人员定期培训认知症长者的照护技巧以及沟通技巧。

3. 认知方面：根据陶爷爷 MMSE 量表评估结果，围绕七大能力，运用非药物干预疗法，制定个性化的认知干预训练活动计划。干预活动计划如下：

3 个月为一个周期，干预频次如下表所示，每次干预时间为 30—60 分钟，每到一个周期结束再对长者进行复评，并详细记录长者的干预效果。

认知干预课程表

时　间		星期一	星期二	星期三	星期四	星期五
上午	9:00—10:00	运动疗法（椅上瑜伽）	运动疗法（面部操、口腔操）	运动疗法（回春操）	运动疗法（手指操）	园艺疗法（种植、插花、干花制作等）
下午	14:00—15:00	游戏疗法（翻花绳、猜谜语、搭积木）	音乐疗法（音乐律动操、怀旧经典等）	芳香疗法（精油按摩、香薰）	怀旧疗法（怀旧电影、戏曲鉴赏等）	烹饪疗法（DIY 美食）

4. 家属增能：起初，陶爷爷的儿子对父亲脾气暴躁、言语偏激、行为粗鲁等行为不理解，有些许抵触情绪。在与护理经理和社工的沟通中，他了解了父亲的病情，对认知症也有了一定了解，态度有所改变，能够给予理解和包容，并积极地配合院方进行有效干预。院方定期向陶爷爷的儿子反馈父亲的情况，并普及认知症沟通技巧及有效互动方式等知识。在家属陪伴、定期交流沟通后，陶爷爷情绪状态也逐渐好转。

六、干预效果评价

认知干预活动充分考虑了陶爷爷的 MMSE 量表评估及其兴趣爱好。活动开始前，社工与陶爷爷逐渐建立信任关系，与其沟通交流，并与护理部讨论陶爷爷的情况，从而针对陶爷爷的兴趣鼓励其参加活动。在一次次的鼓励下，陶爷爷开始尝试参加活动。从初步尝试参与到之后主动参与认知干预活动，陶爷爷的生活能力、逻辑思维能力有所提升。在生活能力训练中，陶爷爷从初期抗拒穿衣到现在能自主穿戴衣物；在多感官训练中，陶爷爷对音乐兴趣度较高，通过音乐舒缓情绪，参与度较好，情绪也比之前缓和了很多；在逻辑思维能力训练中，陶爷爷专注力集中时间较短，针对他的情况，我们后期对活动作了调整。认知干预活动让陶爷爷打开了新世界，改善了与其他长者的人际关系，也交到了好朋友。

经过 3 个月的认知干预活动，社工及护理部对陶爷爷进行复评。相较之前，

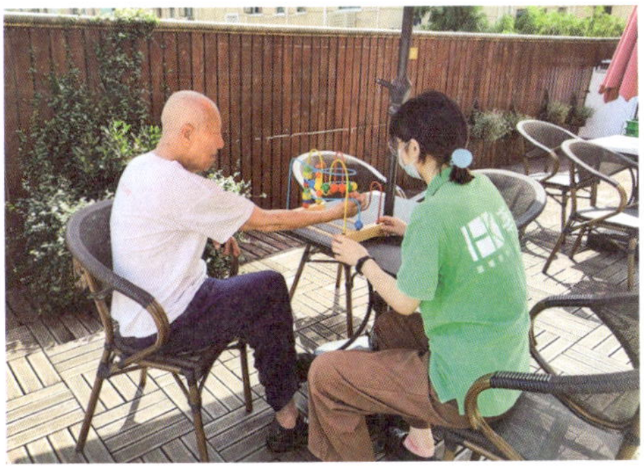

逻辑空间游戏（积木穿越）

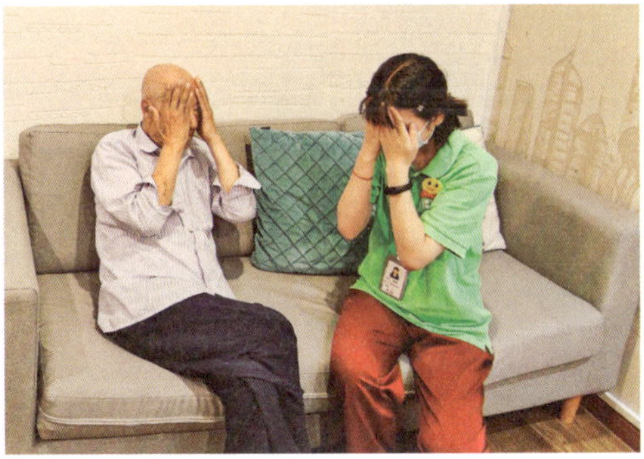

脸部按摩刺激训练

陶爷爷没有了突发的、不合时宜的行为，如随地吐痰、言语粗暴等行为，情绪逐渐稳定。陶爷爷逻辑思维能力得到改善，做事时专注力有显著提高。但他的生活能力没有明显改变，社工联合护理部商讨后修改干预计划，非药物干预将持续跟进并作记录。

七、案例思考

针对认知症长者出现的暴力行为，我们主要通过认知干预活动进行非药物干预，以达到减少药物服用、提高照护质量的目的，从而稳定长者焦躁倾向，减少暴力行为发生。在认知干预活动中，照护人员要多观察、多沟通，引导长者袒露心声，给予长者关爱、温暖和安全感。我们始终相信，虽然认知症是不可逆转的，但爱会让认知症长者的病情减缓，爱是给予认知症长者最好的陪伴。

上海虹桥敬老院
钱媛媛、顾静楠

非药物干预活动介入认知症长者游走行为

一、案例背景

徐奶奶，86 岁，退休前是教师。老伴去世后，徐奶奶一直独自生活。经了解，徐奶奶最早在 2018 年开始出现记忆力明显衰退的症状，经常长时间发呆，同时也开始出现记不住钱并经常乱丢东西的症状，也出现小便失禁的情况。徐奶奶一个人外出散步时会经常迷路找不到家，使得其家人照顾力不从心，因此将老人送进养老院。

二、问题与需求预估

（一）案主问题描述

徐奶奶入住机构初期，对陌生环境的适应能力非常弱，大约在两年后才完全适应了机构环境。自徐奶奶入住机构以来，我们发现其最突出的认知症行为的精神症状是游走。在游走时，徐奶奶经常跟着工作人员，意图走出认知症专区，也会经常搬动公共活动区域的座椅，将其布置“整齐”；同时伴有物品错认的行为，主要表现为只要看到桌面上的小物件都爱收纳到自己的小包内，把看见的物品错认为是自己的。

（二）案主认知功能与生活能力评估

徐奶奶入住机构前，她的儿子并不确定他母亲是否患上了认知症。我们根据从其儿子那里了解的情况，推测徐奶奶应该是患上了老年认知症。因此，在徐奶奶入住时，我们主要采用MMSE量表、生活自理能力评估量表、洼田饮水试验，对其认知功能、日常生活能力和工具性日常活动能力、吞咽功能进行了初步评估。评估结果如下：

1. 认知功能（MMSE量表）

评估结果：10分，属于认知症重度。记忆能力、定向能力以及计算能力较差。

2. 生活自理能力（ADL量表）

日常生活活动能力评估：55分。工具性日常生活能力评估：2分，属重度依赖。

3. 吞咽功能（洼田饮水试验）

评估结果：1级，吞咽功能正常。

（三）案主需求分析

基于对徐奶奶情况的充分了解，我们初步分析：徐奶奶出现游走行为且伴有错认行为的主要原因是其对周围环境的适应能力很差，加之过往的生活习惯在新环境下难以自我调整，于是造成其内心十分焦虑不安。

为减少徐奶奶的游走行为及伴有的物品错认行为，我们主要通过干预课程缓解其焦虑不安的情绪，为其制定个性化的干预措施。

三、非药物疗法实施干预

除了服用相应的药物外，在照护中，我们主要通过非药物干预疗法的运用，达到改善长者游走行为的效果。在本案例的干预过程中，我们主要通过开展系列干预活动，缓解长者焦躁不安的情绪，达到非药物干预的目的。具体干预措施如下：

开展丰富多样的干预课程，运用非药物干预疗法舒缓长者焦虑情绪，改善长者游走行为，并利用活动细节巧妙引导长者把爱收集的“坏”习惯转变成“好”习惯，从而改善其错认行为。

第一，采用艺术疗法进行非药物干预，稳定其焦躁不安的情绪状态。通过询问家属，我们了解到徐奶奶很喜欢写毛笔字。因此，我们尝试引导她参加写毛笔字和出黑板报等艺术类活动。在此类干预活动中，我们发现徐奶奶能够全心地投入，情绪安定，游走行为有所缓解。

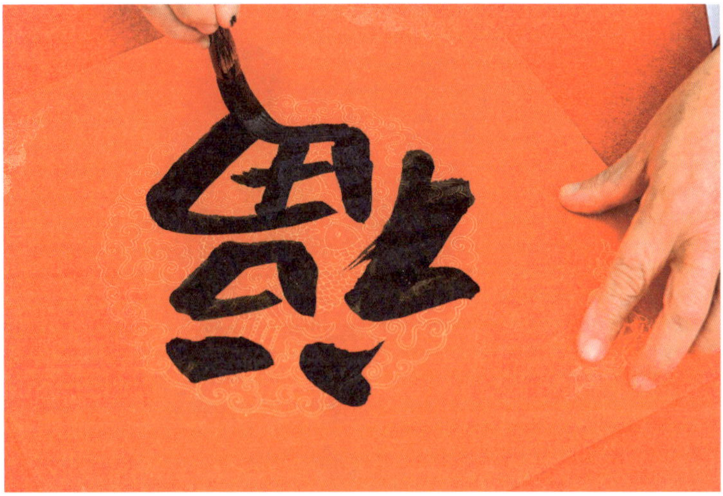

参与艺术类活动

第二，增加长者社交活动，缓解其对外部环境的不安情绪。我们通过开展多样化干预课程，增加徐奶奶的社交活动，促进其与其他长者的交流，减轻其焦虑不安情绪。

第三，巧妙利用活动引导长者行为习惯改变。在每次干预活动结束时，工作人员请求徐奶奶协助，将活动物品收纳至指定的收纳盒内，并让她动手参与叠衣物等收纳事项，让其忙碌起来。这些干预技巧转移了她的注意力，减少了她在游走中搬运座椅、乱收取物品的行为，从而使其安静下来并逐渐改掉错认物品的行为。

四、干预成效

通过较长一段时间的干预后，徐奶奶的游走行为得到了很大程度的改善。目前，她的情绪状态较稳定，开始对别人表现出好感和友善，愿意与人交流互动。

比如：当她看到自己熟悉的工作人员时，会主动微笑示好，问其感受时也会有回应；会主动协助工作人员收纳活动物品，若不确定物品是不是自己的，会询问旁边的工作人员，其错认物品的行为慢慢得到了纠正。

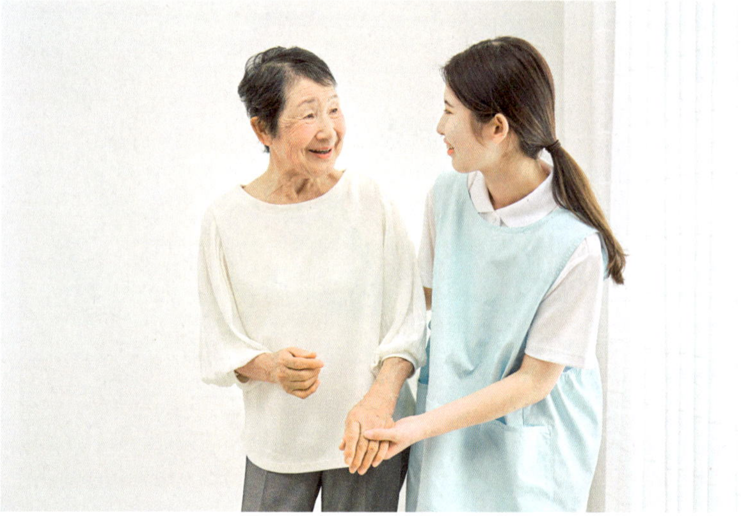

情绪稳定，表示好感

五、案例感悟

认知症长者的干预必须以被照护者最迫切、最真实的需求为基础。认知症长者所表现出的问题不只是我们表面所看到的样子，我们应看到长者行为问题背后的深层原因，从“表面问题”入手深思“起因”，才能对症下药，有效解决长者出现的行为精神问题。本案例中，长者主要表现出游走行为，经过深入了解，我们找到了造成其游走的主要原因是其对外在环境感到陌生，进而产生焦虑不安的情绪。所以，针对这一因素，我们通过开展干预活动，缓解长者不安情绪，逐渐改善其游走行为。

“有认知症的那个人远比认知症更重要”，徐奶奶的情况并不是特例。从认知症长者的照护工作中我们深刻感受到，认知症长者的照护工作并不只是简单地给予一日三餐，不只是大小便失禁后及时给予皮肤清洁，也不只是协助长者在床上走完一生，而是帮助认知症长者在人生的晚年时光里继续发挥自身的价值。而对于照护者来说，必须努力走进被照护者的内心世界，了解他们的痛苦、他们的挣扎、他们的害怕，让被照护者感受到安全。只有这样，才能帮助更多像徐奶奶一样受认知症影响的长者度过一个有爱、有尊严的晚年。

上海市静安区恒裕曹家渡老年福利院
吴　赟、易自强

陪伴是最长情的告白

一、背景介绍

由于上海人口老龄化程度深、增长速度快，老年人口占比高带来的是更多需要重度照护服务的老年人，其中不乏患有认知症的长者。认知症严重影响着老年人的身心健康和晚年生活质量，并且给家庭乃至社会带来沉重的经济和照护负担。上海市徐汇区社会福利院（以下简称徐福院）坚持“宁愿自己多麻烦，不让老人一时难”的理念，精心打造了认知症专区，从环境提升到护理人员综合素质的培养，努力实现最长情的告白——陪伴长者。

二、干预措施

（一）颐养环境氛围的营造

为使认知症长者在良好的空间环境下住得舒心，延缓病情发展，我们根据认知症的共性症状特征，特邀设计师对空间、墙面、走廊等进行区域内的整体改造。居室内是颜色鲜明又简洁的适老家具，把老物件的图案作为门牌（如缝纫机、收音机等），把“笃笃笃卖糖粥”儿歌配上彩绘上墙，形成了更具家庭氛围的整体养老环境。老年人熟悉的物品不仅提升了认知症长者对机构环境的适应能力，也引发了他们对过往事物的回忆，增强了他们的记忆能力。

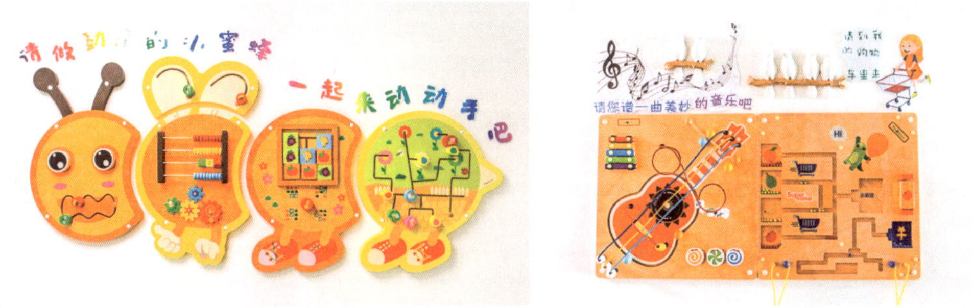

良好的空间环境

（二）医、康、养、教相辅相成

1. 医

为使认知症长者就诊更加方便，用药更加便捷，徐福院聘请上海市精神卫生中心专家每周来院为长者诊治，长者足不出户即可享受就诊服务。徐福院内设医疗机构医生，可根据处方至康健街道社区卫生服务中心配药，避免长者用药出现错用、漏用、不够用的情况。

2. 康

在医学诊治的同时，养疗相辅是必不可少的。理疗室内等速肌力训练器、红外线治疗仪、中频低频治疗仪、空气波治疗仪、脑循环治疗仪、生物反馈系统等康复辅助治疗器具，让患病长者在服用药物的同时辅助养疗。我们开展了群体康复活动，通过视频剪辑，将其速度调慢到适合老年人的频率，筛选出一套长者能“坐着把身健了”的康复养生操。每天由社工和护理组长指导和陪护，开展相宜的身体锻炼，如经络拍打养生操、手指操、简易广场舞等。我们通过个体康复和团体康复相结合的模式，帮助认知症老人提高生理机能的锻炼，养成一定的运动习惯，促进肢体的活动能力和协调性，提升睡眠质量。

3. 养

徐福院以为住养长者提供“有温度、有标准、有品质”的服务为基础，对认知症专区内 80% 患有认知功能障碍，兼有部分偏瘫、照护等级均为六级的长者提供更贴心的服务。认知症专区的护理人员将简单的事情重复做，重复的事情用心做，照顾长者的日常起居，换尿布、擦身、洗澡、洗脚、喂饭、帮助如厕，将所有的基础护理都做细做实，更成为长者的贴心小棉袄，经常一遍又一遍地耐心解释同一个问题、同一件事情，这是对护理员个人心理、专业知识、操作技能全方位的考验。

4. 教

认知症是一个看似简单实则复杂的认知能力退化和丧失的病症，为了延缓老人们的认知衰退，徐福院采购了大量认知症益智玩具、卡片等。开展趣味游戏有利于提高长者的记忆力、语言能力、肢体行为能力、日常生活能力等。根据每位长者的不同情况，徐福院整合了多款趣味游戏，开展算术、简笔画、书法、手工撕纸等活动，锻炼长者残存的肢体功能和认知记忆，引导长者养成健康、科学、合理的生活方式。通过各种有针对性的游戏，寓教于乐，长者们增强了自我效能感和面对生活的自信心，体验到参与感和成就感。

（三）心理解读答疑解困

新冠肺炎疫情期间，由于家属探望频率的减少，长者易产生压抑、焦躁情绪。徐福院社工、国家二级心理咨询师周老师更为关注认知症长者的心理情绪变化，她每天的工作就是为长者们疏导情绪、调整心理问题，因为心理慰藉会达到事半功倍的效果。周老师根据认知症长者集中的“焦虑、烦躁、没有安全感”的心理问题，与不同症状的长者玩沙盘游戏，根据沙盘游戏中长者对各种人物、动物、植物、建筑物等的摆放分析长者的心境，解读出长者们的不安来自哪里、该怎么解决。

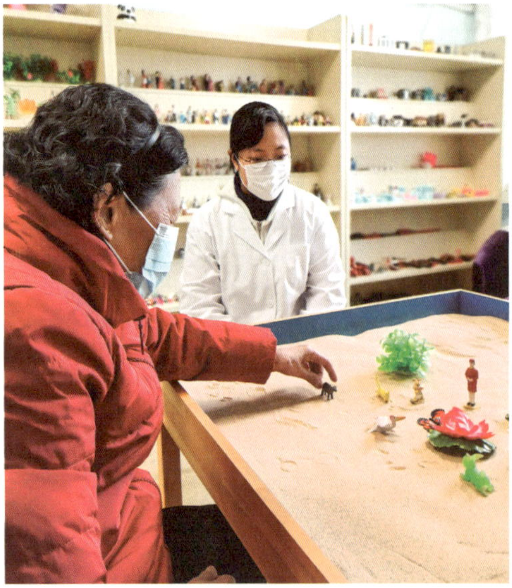

沙盘游戏

三、干预效果评估

（一）温馨环境，提高环境适应能力

明快而又适老的设计增强了认知症长者对现有居住环境的适应性。2021 年 4 月，周奶奶入院后马上被徐福院温馨的设计和布局所吸引，短时间内就找到了家的感觉。周奶奶患上认知症后生活自理困难，分不清日常用品，需要专人陪护，家人都远在海外，每日只能通过越洋电话联系。色彩明亮的引导体系、划分规范的区域模式，以及长者、护理员之间的温馨互动，让周奶奶很快适应了新的养老环境。

（二）医、康、养、教提高生活质量

为了延缓认知症长者的衰退速度，上海市精神卫生中心专家准确评估了徐福院每一位认知症长者的病情，了解了他们的症状和表现，做到一人一方案，用药后观察、跟踪、复查，并进行必要的调整。患有认知症的张奶奶入住徐福院十年有余，其子感慨："我妈 90 多岁，来了这么多年了，感觉没有啥大变化！适当的药物控制还是要的，来福利院之前吵得不得了。"

认知症长者大多患有综合性慢性疾病，马奶奶由于肋骨骨折卧床，骨折痊愈后自主要求进行康复训练。在康复师的帮助和自己的努力下，经过一个月的训练，马奶奶已经能够独立完成简单的生活动作了。她开心极了，表示既然活着就要有质量、有要求地活着。

认知症长者吴奶奶入住徐福院后常常半夜吵闹，非要打电话给子女。子女知道母亲的状况，都表示理解，当初也是因为家中无力照顾才将母亲送入福利院。有时候吴奶奶的家属甚至还会安慰护理员："真是辛苦你们了，母亲这样的病情实在是给你们添麻烦了。"为了分散吴奶奶的注意力，护理组长和社工不仅为她增加心理疏导的频次，还根据吴奶奶的身体状况为她量身定制了康复活动方案。现在，吴奶奶情绪平稳、生活规律，真正地开始颐养天年了。

（三）心理慰藉事半功倍

照顾认知症长者，不仅要唤醒他们的认知和记忆，更要带领他们重新认识这

个世界。周伯伯患有认知症 5 年，每天会拨打儿子电话近 30 次。心理咨询师分析，这是周伯伯对亲情的安全感不够导致他每天都要跟儿子不停地通电话。几次专业的心理疏导后，周伯伯渐渐减少了跟儿子通话的频率，渐渐同周围其他长者熟络起来，转移了很多注意力。

四、总结反思

认知症长者人数的逐步增加考验着机构的运营管理实力，徐福院通过氛围营造、规范管理制度、完善操作流程，提升护理团队综合素质，给予认知症长者贴心的照顾和关怀，得到了长者、家属和社会的一致认可。养老工作者都懂得，陪伴才是最长情的告白，我们将寻求更好的认知症特护方式，为长者提供更适宜、更温馨的“上海品牌”养老服务。未来，我们在认知症长者的照护工作中还将进一步探索认知症护理专员的培养、与认知症长者家属的沟通技巧、给予认知症长者家属支持的专业培训等内容。

上海市徐汇区社会福利院
江　敏

“忆”路同行
——认知症老人照护案例分享

一、照护理论

基于蒙台梭利理论，认知症照护的目的在于通过随时捕捉失智老人特点，秉承坚信每个失智老人的异常行为的背后都是有原因的理念，对其进行认可。认可疗法是一种与定向障碍的高龄老人进行沟通的方式，促进老人与周围人的互动，有效帮助老人减轻压力，增强自尊心并提高幸福感；尽可能地增强其生活能力，使其生活充满意义。我们不仅以科学照护失智老人为己任，也从以下几个方面对家属提供全方位的支持与帮助。

（一）精神生活指导

利用非药物干预技术与老人每日生活结合，锻炼其体力、脑力、创造力，加强其社交活动，提升精神上的幸福感等，在满足老人基本生理需求的同时，尽可能实现老人的自我价值。

（二）就餐体验指导

用餐也是一项社交，在舒适宜人的环境中帮助失智老人唤起记忆，创造新记忆，尽可能地提升其独立生活的能力并增进其社会关系。

（三）团队承诺指导

专业的失智照护团队给予家属专业指导及技术支持，所有员工遵循《家的承诺》，为失智老人及其家属提供更好的服务。

（四）家庭关系指导

我们通过社交聚会、志愿服务来支持和帮助家属，提升他们的幸福感。

（五）身心健康指导

以失智老人为中心制订护理方案，关注他们还能做什么，围绕这些内容为其设计活动方案和护理方案，为他们提供满意的体验，提高其独立生活能力。

二、照护案例

（一）华阿姨的入住经历

1. 华阿姨的基本情况

华阿姨，77 岁，于 2020 年入住机构。入住前，我们让家属填写“难忘经历一览表”（包括长辈的基本情况、社会关系、性格特点、喜欢的称呼、爱好、偏爱口味、禁忌等），以充分了解华阿姨的生活背景，与之建立联系，取得其信任。此外，我们还了解到华阿姨的既往病史，她有高血压病、冠心病、阿尔茨海默病以及近期记忆力下降的症状。

2. 不安的华阿姨

入住当天，由于华阿姨的儿子并没有将在机构住养一事如实告知自己的母亲，只是以“房子拆迁，暂时待一会儿”作为缓兵之计，因此，华阿姨入住当晚不敢睡觉，之后还多次要求回家，询问自己儿子去哪里了。

为了让华阿姨放心，入住当晚，护理人员洗漱后特意过来陪伴她，营造有助于入睡的氛围，向华阿姨传达这里很安全，我们会一直陪伴着她的信息。直到凌晨，华阿姨才睡着。

在此后的一个星期里，华阿姨多次要求回家，并询问自己的儿子在哪里。根据以往的照护经验，老人内心产生恐惧和害怕，缺乏安全感是因为对环境和照护人员的不熟悉。我们清楚善意的谎言并不能完全解决这个问题，于是采用“认可”的方法。首先，我们了解到华阿姨要回家的真正原因（担心儿子不知道她在哪里）；其次，耐心地向华阿姨说明：儿子知道你住在这里，他担心你在家里照顾不好自己，特意把你送到这里让我们照顾，他周末会来看望你的。

在沟通中，工作人员尤其注意态度诚恳、和善、有耐心，可直接称呼华阿姨儿子的姓名，说出他现在工作的地方，有助于取得华阿姨的信任。

（二）华阿姨的新生活

当天，护理人员通过“难忘经历一览表”了解到华阿姨与另一位在住的邱奶奶爱好相同，都喜欢与人聊天，听、唱越剧。经过介绍，两位老人一见如故。一周的时间里，华阿姨完全适应了这里的生活，每天和邱奶奶形影不离。我们为了锻炼华阿姨的基本自理能力，特意让她在力所能及的情况下帮忙照顾邱奶奶，并适时对她给予夸奖和感谢，华阿姨也觉得有事可做，得到了自我满足。

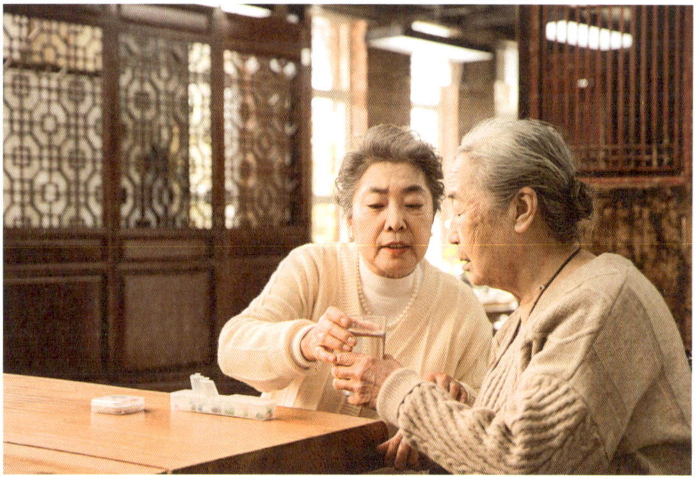

互帮互助

我们经过几周时间的接触，结合华阿姨的生活背景，为她制定了个性化的服务计划、照料照护执行计划单，并制作了难忘经历展板。

（三）华阿姨在机构的日常生活

脑力锻炼：在护理人员的指导下，华阿姨使用工具箱进行脑力锻炼，如颜色分类、堆叠等。华阿姨自己学会后，还会教自己的好朋友邱奶奶。

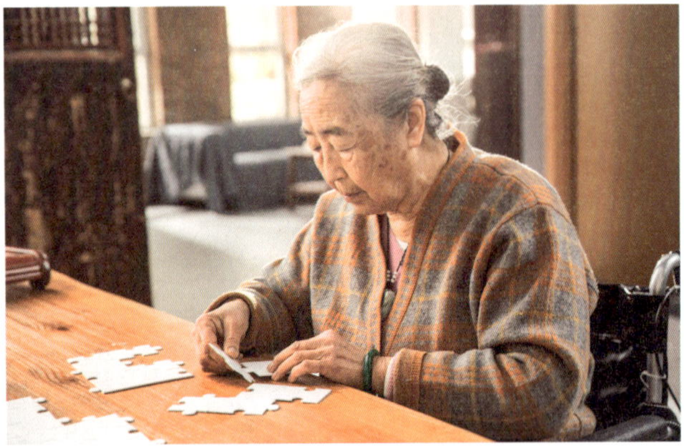

脑力锻炼

绘画创作：在工作人员指导下，华阿姨完成了绘画作品，以锻炼脑力、创造力、执行能力等。

互帮互助：华阿姨在力所能及的情况下帮忙照顾自己的好朋友，得到了肯定和夸奖，达到了自我实现。

锻炼身体：华阿姨和同伴们一起做早操、散步，进行身体锻炼，活动筋骨，培养友情。

节日惊喜：我们还在重大节日为老人们准备了惊喜，比如生日、母亲节等。活动也邀请老人家属共同参与，让老人们体会亲情，感受关爱与关注。

社交生活：机构定期举行适合老人们的活动，丰富他们的生活，拓宽社交面。

三、反思与展望

在照顾华阿姨的每一天中，我们都致力于给华阿姨营造一个舒适的生活氛围，以专业、敬业、富有爱心的照护精神，缓解认知障碍给老人带来的烦恼和痛楚，通过互助、社交、创作活动，为认知症老人提供平凡而不平淡的生活。

上海椿萱茂养老服务有限公司

苏　珊

走进童话世界

——认知症疗愈花园专区

在 2020 年度上海市政府实事项目认知障碍照护床位改造项目中，上海金福居敬老院改造出一个疗愈花园专区。这是由金福居创办人薛琦先生为认知症长者精心设计，并带领全体员工利用各种工余时间打造的童话乐园。

认知症疗愈花园的设计兼顾了安全性、趣味性、活动性、记忆启发性。由于主要适用对象是认知症长者，认知症疗愈花园与人们生活中常见的普通花园有着

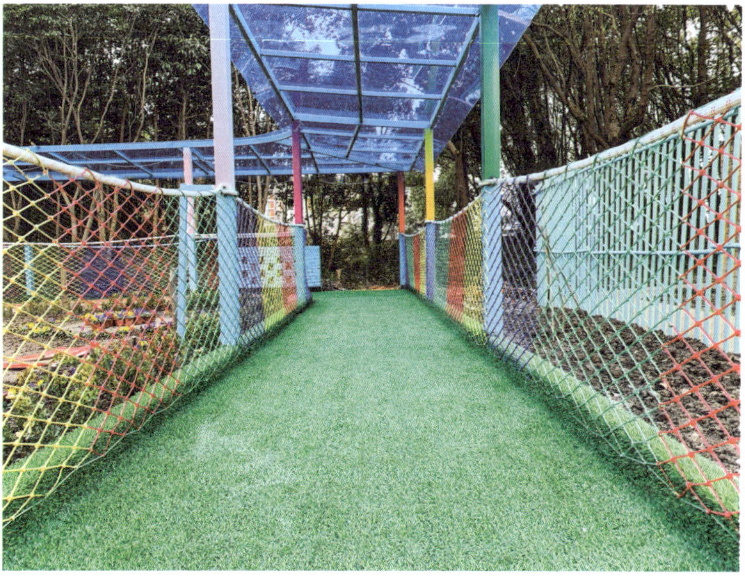

廊道地面铺设碧绿草坪样地垫，外围有色彩明亮的保护网绳

显著区别。首先，疗愈花园的使用人群感知觉能力弱于常人，因此在景观设计方面需体现出对使用者在感知觉方面的补偿作用，从而达到辅助康复的积极作用，而不单是要满足休息、散步的需求。其次，疗愈花园的景观建设不仅要有绿化及休闲设施，还需根据使用者的特性充分利用剩余空间，增强景观互动性，从而引导使用者开展主动性活动、创造性活动。最后，由于使用者所在环境的特殊性，他们的心理更脆弱，更渴望与他人和外界的交流，因此，设计疗愈花园时更要着重考虑满足使用者的心理需求。

认知症是我国走向老龄化社会必须面对的公共卫生必答题，也是老年人居住环境改造中需要重点研究的内容。认知症疗愈花园既对老年人本身的病情缓解、生活质量提升和个人尊严维护有重要意义，也可产生不容忽略的社会经济价值。上海金福居敬老院认知症疗愈花园的设计准则包括：（1）庭院环境能够促进患者身心健康，表现为多个生理和心理指标的改善；（2）庭院环境设计能够改善老年人持续下降的认知能力，减少负面行为；（3）认知症疗愈花园的疗愈作用以患者有稳定的使用率为前提。

据此，我们采用了以下设计策略：（1）脑成像对应性设计策略。对于早期尚具备活动能力的患者，庭院设计具体体现在提供安全环境、引发记忆提示、唤起正面情绪、强化固有记忆等方面。（2）身心健康支持性设计策略。对失智老人身心健康促进方面，庭院设计具体体现在吸纳阳光、遮阴庇护、感官刺激、独立庭院等方面。（3）行为认知适应性设计策略。该策略体现在对患者认知缺陷进行补偿设计，利用空间对负面行为进行疏导，从而帮助患者提高生活质量。具体包括布局简明、入口强化、形式平和、记忆提示等方面。（4）庭院使用优化性设计策略。具体体现在庭院的可见性、可达性、规划路线通达性、吸引力等方面。

疗愈花园布局简单明了，装饰色彩明快，入口即可见花园全貌，有高度足够的围墙及栅栏，设有无障碍设施、环形廊道，顶上有遮阳板、雨棚。疗愈花园为独立庭院，在室内公共活动区域即能看见，视野开阔。走道沿路设有多张座椅供使用者随时休息，廊道地面铺设碧绿草坪样地垫，靠近庭院外围的廊道拉了红、绿、黄、蓝四色保护网绳。花园内有老树、草坡、枯山水，种有安全无害的植物，色彩鲜艳的花卉随处可见，还有如小白兔、考拉、松鼠等憨态可掬的油彩小动物摆件，能勾起人们旧时记忆的水井及草棚造型的景观设施。这样的环境设计让认知症患者能充分放松身心，减轻压力，安心、有尊严地生活。

案例一

在疗愈花园建设完成后，第一批入住的老人包括原先住在金福居第二记忆家园中的范爷爷。他出生于 1939 年，年轻时在机械厂工作，现患有阿尔茨海默病、糖尿病，有右肺尖小结节、主动脉及冠状动脉钙化斑块、颈椎间盘突出等症状，既往有腔隙性脑梗及左侧肋骨骨折史。范爷爷于 2020 年 10 月入住金福居，入住一段时间后，护理人员发现他爱讲别的长者都是“乡下人”，只有他自己是正宗上海人，这引起同一专区中很多长者不开心。别的长者越生气，范爷爷就会越兴奋，做出挑衅行为，随之就极容易由言语冲突上升到肢体冲突。而且，在护理人员劝阻时，范爷爷嘴上依然坚持说个不停，绝不认输。白天在公共活动区域休息时，范爷爷经常要指挥别人做事，一有空就喜欢抓捏别人的手或是碰触其他身体部位。范爷爷这种行为愈演愈烈，经调整治疗药物后无明显改善。在疗愈花园建成后，经过院领导综合考虑及与家属沟通，遂将范爷爷调整到认知症疗愈花园

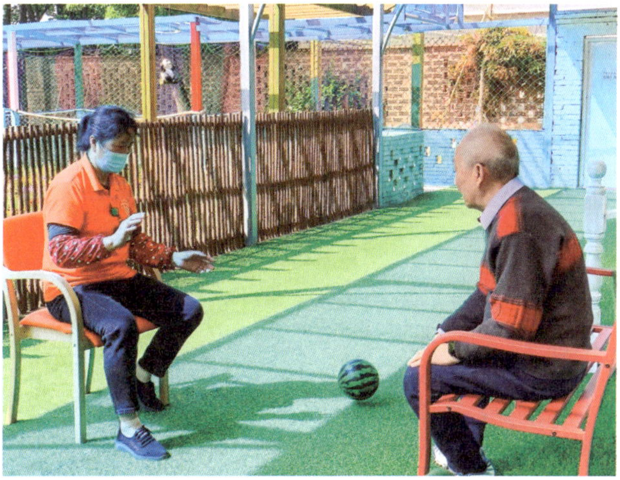

护理人员陪伴老范拍球，锻炼其专注力

居住。

范爷爷住进疗愈花园后，逐渐喜欢在环形廊道散步，坐在长椅上休息晒太阳，观察花园里的小动物摆件，摆弄花草。几个星期后，我们发现范爷爷与人接触时不再突然上手抓捏别人，也不会频繁地刺激别的长者。他能在护理人员劝阻时及时暂停，能在清醒时安静坐着，状态平缓许多。

案例二

第一批入住认知症疗愈花园专区的还有原先住在第二记忆家园的李老师，她今年 62 岁。李老师在 2020 年 5 月入住金福居，确诊认知症 5 年多，情绪行为无法控制，与人交流不易被理解。约 4 年前，李老师出现自言自语、徘徊的行为，情绪不稳时会突然大喊大叫，对着人影责骂斥问；有时入睡困难且易醒。李老师的这种状态使同专区的有些长者感到害怕。

考虑到环境因素、可活动性及开放性，院内领导与家属沟通后安排李老师入住疗愈花园。起初，李老师只在居住房间前的廊道沿直线反复走。几天后，李老师会偶尔往花园环道走两圈看看院中的小花小草，脸上的笑容变多了，眉头不再总是微皱着。护理人员及其他长者向她打招呼时，李老师会有眼神和表情上的回应了，情绪状态稳定了许多，晚上睡眠质量改善了。家属来探视时说，感觉李老师的精神面貌好多了，很高兴。

案例三

2022 年 3 月，认知症疗愈花园专区又新入住了一位女性长者黄老师。黄老师 1942 年生，患有帕金森病、老年性脑萎缩，既往有腔隙性脑梗死史。黄老师能进行简单的交流，说话声音很轻，胃口不佳，身体平衡性不好，有跌倒风险，情绪时有低落，需要人陪护聊天。

黄老师入住后，护理人员经常带她到房间外走一小段路，沿着廊道观赏花园中的景观，晒太阳，鼓励黄老师与其他长者一起聊天、描摹书法，偶尔打打麻将。现在，黄老师脸上经常带着微笑，会与人交谈过去的事，逻辑也比较清楚，胃口好多了，平衡性有了增强，人看上去精神了许多。黄老师的家属表示，选择入住金福居疗愈花园是个正确的决定，金福居的照护让人放心。

上述几位长者是入住疗愈花园后症状改善较为明显的，另有其他几位认知症长者入住后也有一定的改善。疗愈花园对认知症长者放松身心、延缓病情、提高生活质量等均有正向意义。

上海金福居敬老院

许永春

上海市认知症照护优秀案例集

社区篇

认知友好　社区共融
——洋泾·记忆咖啡馆

在洋泾街道老年认知障碍友好社区赋能中心，有一家特别的咖啡馆——洋泾·记忆咖啡馆。这家咖啡馆是在市、区民政的关怀下，由洋泾街道、上海洋泾社区公益基金会，以及诸多爱心企业和人士共同支持，上海尽美长者服务中心创设与运营的认知症友好咖啡馆。在这里，长者可以担任服务员，在微笑服务中预防和减缓认知功能的衰退；照料者可以相聚聊天，在彼此沟通中舒缓长期照护的压力；社区人士、公众也可以在此了解认知症友好的理念，参与志愿行动，陪伴和支持认知症患者及其家庭。洋泾·记忆咖啡馆自2020年底开始运营，至今已有18位老年志愿者，另有诸多中青年爱心志愿者也纷纷加入。咖啡馆也引发了广泛的社会关注，中央电视台、上海电视台、东方卫视、澎湃新闻、青年报等诸多媒体都进行了报道。

一、“记忆咖啡馆”的源起

记忆咖啡馆的诞生，源自国际认知症友好化的探索和本土实践的结合。在英国，星巴克作为认知症友好机构，通过“记忆咖啡”（Memory Cafe）的形式，免费为认知症家属提供一个聚会分享的社交场所。而在日本，“一家会上错菜的餐厅”请认知症长者来当服务员，帮助他们更好地发挥自身价值。国内的电视综艺“忘不了餐厅”将认知症长者来当服务员这一形式呈现在荧屏上之后，这一形式也愈发引人关注。

友好理念如何落地？需要政府、社会组织、爱心企业和人士的共同参与。最初，尽美长者服务中心（以下简称尽美）在与洋泾街道讨论老年认知障碍友好社区项目时，提出了让认知症长者继续服务社会的设想。在街道的大力支持下，咖啡馆顺利落地洋泾社区文化活动中心一层。随后，“记忆咖啡馆”项目由洋泾社区基金会推动，通过“99 公益日”“一日捐”、记忆咖啡“快闪”活动等线上和线下活动，募集到购买设备、原料等的启动资金。许多爱心企业也纷纷参与，从设计到刷墙，一起参与到咖啡馆的建设中。

现在的记忆咖啡馆布置得温馨而有爱，有展现理念和历史的故事墙，有社区人士捐赠的地球仪等老物件，许多设备、桌椅则来自爱心企业、个人的捐赠。记忆咖啡馆 LOGO 则由社区居民设计、公开投票选出。此外，认知症长者们还共同设计了文创产品……社区共融，人人参与，这就是记忆咖啡馆的源起。

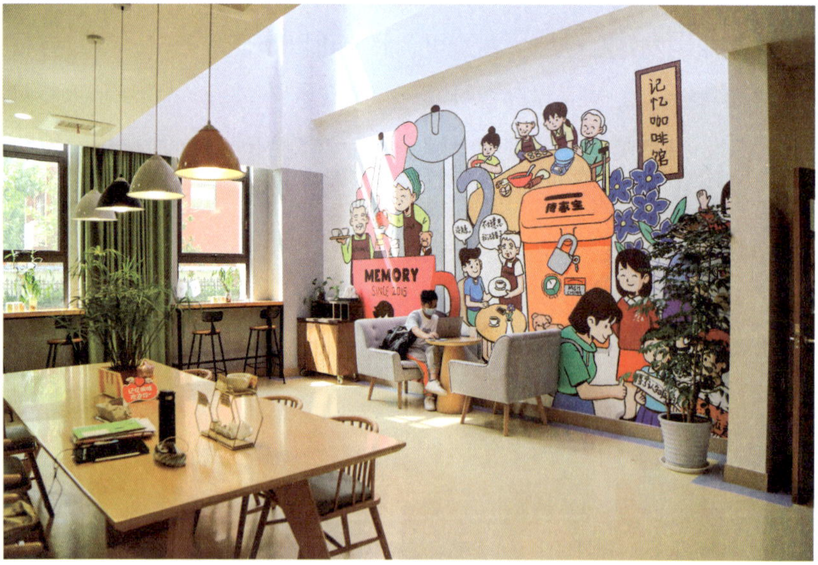

故事彩绘墙

二、为认知症家庭创造友好空间

“得了认知症，依旧能在社区好好生活。”洋泾 · 记忆咖啡馆秉承了这一友好理念，致力于为认知症长者创造一个参与其中、发挥自身价值的场域。

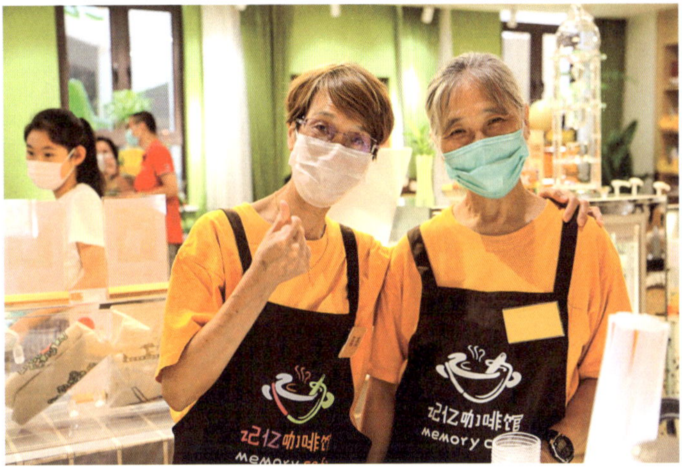

记忆咖啡馆的“老宝贝”

轻度认知症和高风险的人群，可以担任咖啡馆的“金牌宝贝”志愿者，在制作咖啡、服务接待的过程中，刺激和锻炼认知能力，预防和延缓认知症的进展，同时也提升自信心与价值感。目前咖啡馆已有“老宝贝”18 人，平均年龄达 72 岁。同时，咖啡馆还有一批中青年志愿者，由社区爱心人士、白领、学生等组成，一同协助咖啡馆的日常运营。

每一位“老宝贝”在上岗前都会经过一系列的培训，从管理规范到吧台操作，逐渐熟悉咖啡馆各个岗位的工作。每周面向志愿者的咖啡课堂，让每一位“老宝贝”在学习新知的同时，增强认知和工作能力。

依托洋泾老年认知障碍友好社区赋能中心，“老宝贝”们还可以获得脑健康评估、干预训练等专业支持。记忆家的社工会对“老宝贝”的脑健康进行评估建档，并针对“老宝贝”的不同情况，建议开展不同方面的岗位和工作训练并强化。除了在咖啡馆的工作，根据自身的情况，“老宝贝”们还可以参与运动、园艺、芳香、绘画等不同方面的干预课程，帮助锻炼自身的认知能力。

（一）案例故事一

赵阿姨今年 70 岁，做了一辈子的财务工作。她退休后，带孙子成为生活的全部，与老朋友、同事的接触越来越少。现在孙子带大了，赵阿姨却感到自己的记忆力明显地衰退了——“哎哟，忘记了！”“哎哟，这个我不行！”成了她的口头禅。

有一天，赵阿姨的女儿看到记忆咖啡馆在招募“老宝贝”志愿者，就帮妈妈报了名。经过评估后，赵阿姨成为咖啡馆志愿者团队的一员。赵阿姨记不住路，从家里到记忆咖啡馆虽然只有 4 站的公交车程，但是她常常因为下错站迟到。店长知道这种情况后，耐心地鼓励赵阿姨：“没关系，下次咱们多注意一下车站周围的建筑景象，多观察几次总会熟悉的。”

经过一段时间的练习强化，现在的赵阿姨已是记忆咖啡馆一名“金牌老宝贝”了。每次都能看到她自信地走进咖啡馆，熟练地制作咖啡。现在赵阿姨的声音都响亮了：“让我做这杯，我可以的。”“我会做好几种咖啡！”

（二）案例故事二

郭奶奶，今年 80 岁，年轻时学自动控制设计的。起初，她在记忆咖啡馆做志愿服务的时候，总是说“我记性不好了，你们多提醒我”，犹豫得都不敢碰咖啡机，招呼客人时声音很小，觉得自己老了做不好事情了。

在记忆咖啡馆还有一群年轻的志愿者，其中有一个大学生小磊，他闲暇时和郭奶奶聊起自动化设计的话题。郭奶奶回忆起以前她工作中的故事，志愿者们都为她竖起了大拇指：“您一直都很棒！”这句话给郭奶奶增添了信心，一次咖啡制作失败不怕，再试一次。有一回，郭奶奶一个人完成了慰问医务人员的 50 杯咖啡制作，大家都纷纷为她点赞。

除了面向认知症长者，记忆咖啡馆也为认知症照料者们提供有爱的交流与支持的空间，家属俱乐部组织插花、烘焙、园艺等疗愈活动和互助小组活动，家属们既可以在此享受轻松一刻，又能抱团取暖，汲取力量。

今后，咖啡馆也计划邀请家属来做服务员。许多家属因为照护老人而不得不放下社交生活，精神抑郁，时常感到困惑无助，久而久之自己也会产生心理问题。记忆咖啡厅也将为他们提供回归社交的机会，以微笑服务开启自己新的人生。

三、传递认知症友好的理念

作为一家面向公众的咖啡馆，记忆咖啡馆另一个重要的使命，就是传递认知症友好的理念。一方面，通过空间中玩具、筛查干预一体机、KT 板展架等的布置，让到访的每一位客人能够浸入式、多方位地感受认知症友好的理念。另一方面，通过认知症体验日等活动，让更多的人深入了解和参与认知症友好的行动。

认知症体验日面向认知症友好机构和公众开展，通过生动有趣、互动性强的分享会，让更多的人了解认知症友好的理念。“化理解为行动”，体验日还有特别的志愿行动环节，让参与的好朋友们与“老宝贝”及记忆家的长者一起开展干预互动，在创意 DIY 中增进理解与情谊。

除了为到访的客人创造认知症友好的体验，记忆咖啡馆还通过“记忆咖啡角”的设置，让咖啡馆“走出去”。一些爱心企业将自己的员工茶水间打造成为“记忆咖啡角”，不仅介绍背后的认知症友好理念，还会把卖咖啡的部分收入用于支持记忆咖啡馆的捐款。同时，在记忆咖啡角举办“记忆咖啡下午茶”等活动，分享认知症友好的事例，让更多的员工成为“认知症好朋友”。

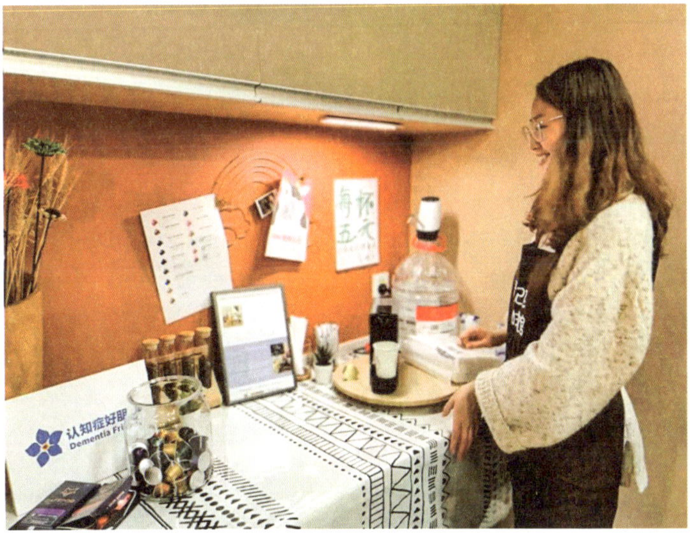

爱心企业的“记忆咖啡角”

最后，记忆咖啡馆还制作了许多相关周边产品，例如由认知症老人参与设计的帆布袋、马克杯、科普书、生命故事书、手账本等，让顾客可以把体验以实体的形式带回家。

洋泾·记忆咖啡馆逐渐成为社区里友好而活跃的空间，不仅是老人，许多年轻人也纷纷前来打卡，拍两张美图，为认知症患者捐一杯咖啡逐渐成为时尚。随着更多的人来到咖啡馆，认知障碍友好的理念将不断传播，更多的认知症家庭将得到理解和支持。我们期待认知症友好的氛围像咖啡的香味一般飘散到城市的各个角落。

上海尽美长者服务中心
曹玉娟

友好社区孤老服务

——家庭与友好社区微机构间的转介照护

一、背景介绍

（一）案主基本情况

何爷爷，65 岁，无子女，独自一人生活，几乎没有亲戚能够互相走动。他住在老旧小区，退休后的生活单一，因性格孤僻，平时基本不会参与任何社会性活动，因此和社区其他居民的关系一般，仅和楼下的邻居关系较好。最近，因为拆迁，何爷爷离开了熟悉的生活环境，认识的人变得更少了，当前可联系的熟人仅剩下老邻居吴爷爷。经社区志愿者了解，何爷爷多次出现空间定向问题和近期记忆混乱的问题，后经过专科医生确诊为轻度阿尔茨海默型认知症。

（二）案例实施背景

2021 年 1 月 5 日，上海寒潮再度来袭。1 月 8 日早晨，郊区最低温度低至零下 9 ℃，上海出现了几十年少见的寒冷。因此，街镇开始行动，提前做好防寒应对措施，对辖区高龄老人、独居老人居住的房间、生活及活动区域进行安全检查，组织深入排查，上门提醒天气变化信息。

经由社区志愿者排查，何爷爷的新家是毛坯房，堆满了生活用品，没有浴室大门，更没有淋浴器，也没有任何电气设备，床是木板条拼接的。社区居委工作人员跟何爷爷沟通后，了解到他没有任何进行改善的打算。社区居委对这位孤老的生活环境与居住安全表示担忧，主动联系江湾镇街道第二市民驿站。第二市民驿站作为江湾镇老年认知障碍友好社区专业支持中心，以友好社区为平台，社会组织（社区微机构）为载体，社工专业人才为支撑，整合社会资源，为入住长者及周边社区居民提供有温度、有尊严的服务。

二、分析评估

我们对何爷爷的现状作了分析评估：

1. 对新环境缺乏应对能力。
2. 家庭关系方面，无亲无故无子女，对自身情况不在意。
3. 存在空间定向障碍，记忆有受损现象。
4. 极端天气下，日常生活照料存在问题。
5. 有社交障碍，社会融合和社会参与存在问题。

三、照护措施执行

（一）适应环境问题

我们运用介入技巧和方法，在初次见面时，真诚对待何爷爷，与之建立良好的关系，获得信任；了解和掌握何爷爷的相关信息，运用同理心感受他的内心情感，为照护措施的开展提供基础，建立信任的桥梁。

（二）生活照料问题

因极端天气（寒潮），我们让何爷爷短期入住社区长者照护之家（江湾镇街道认知障碍照护支持中心），以解决燃眉之急。我们根据何爷爷的实际需求，提供一系列生活服务，帮助其循序渐进熟悉新环境。

1. 饮食、饮水、卫生清洁

照护者注重何爷爷的饮食与营养，帮助他融入集体生活，协助完成个人卫生、血压测量等日常事宜；鼓励并赞扬其参加力所能及的活动；按时提醒老人饮水，每天饮水量不少于 1500 ml。

2. 安全管理

（1）环境管理：保持地面平整、防滑，台阶处有明显标志；坐式马桶装有双侧扶手，床高度适宜，减少镜子、玻璃等易碎物品。

（2）物品管理：注意危险物品的管理，防止意外事故的发生，不让服务对象直接接触电线、电器开关、热水瓶、剪刀等。

3. 服药管理

妥善管理药品，按医嘱让何爷爷按时、按剂量服用奥美沙坦酯氢氯噻嗪片。

（三）对自身情况不在意问题

因何爷爷对自己的基础疾病没有进行有效管理，我们协助他外出就医，排查基础疾病。之后我们每日对其进行晨检，遵医嘱保证服药足量，不遗漏，并联合街镇排摸老人的家庭情况、亲属情况，补办身份证等基础证件。

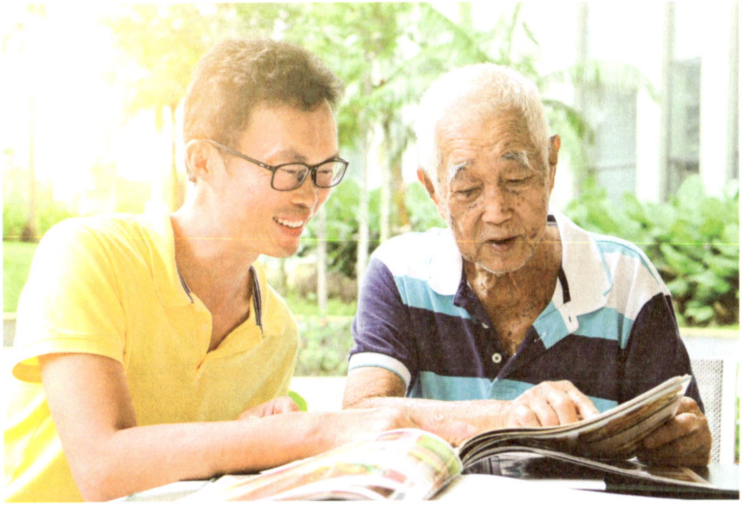

生命史回顾

（四）记忆受损问题

社会工作者利用回想治疗方法帮助何爷爷进行生命史回顾，让他回顾自己过去生活中最重要、最难忘的事件，从回顾中让他重新体验快乐、成就、尊严等各种有利身心健康的情绪，帮助老人找回自尊和荣耀。通过生命史回顾，何爷爷减轻了自责、内疚的焦虑心理，重塑自我，找回了生命的意义。接着，我们为何爷爷建立志愿者服务队，分组定期探访，提供社会支持，为何爷爷建立社会支持系统。

针对何爷爷平时比较孤独、苦闷的情况，社区工作者定期陪他聊天，排解他内心的苦闷，并帮忙做家务以改善他的居住环境。

（五）社交障碍、社会融合和社会参与问题

依据马斯洛需求理论，在满足物质需求的同时，更需要关注精神层次的需求。针对何爷爷的社交障碍及平时不爱参与任何社会性活动的问题，社工采用活动理论，在充分尊重其自主意愿的情况下，鼓励并引导其积极参与街道老年认知障碍友好社区专业支持中心的集体活动，帮助他参与能够担任的角色和能做的事情，认识新的老伙伴，寻找价值，维持社交功能。

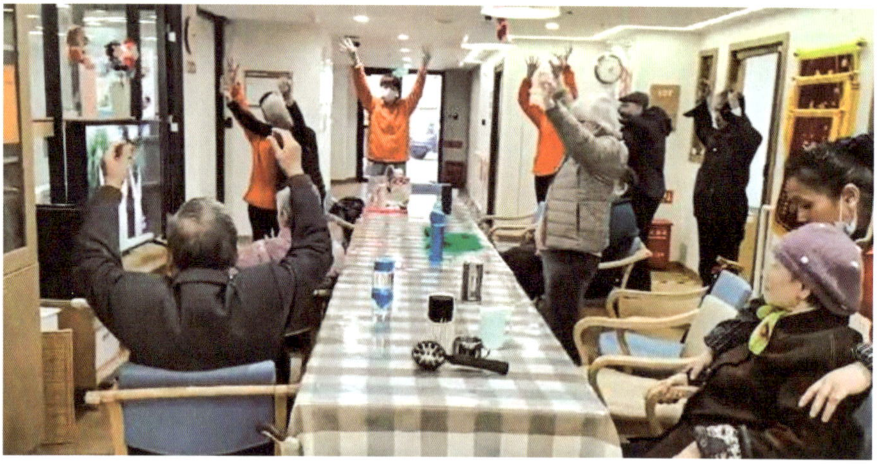

主动参与趣味活动

四、服务成效评估

我们促进服务对象认识此疾病，为其制定每日生活作息表，保证日常药物的定时服用，进行散步、娱乐活动等。我们还对何爷爷的居住环境进行安全排查工作，防止他在家发生安全问题。

我们采取个案管理模式，评估何爷爷生理、心理、精神、社交等方面的情

况，制定个性化照顾服务计划，最终减少异常行为症状，维持和恢复生活功能，延缓认知症的快速发展，并尽量弥补其所缺乏的与人正常交往的环境，提高生活质量。

入住4周后，何爷爷性格开朗、情绪稳定，达到预期服务成效。具体表现为：（1）从刚开始不论工作人员怎么哄都不怎么愿意参加集体活动，到现在愿意主动参加活动；（2）刚开始对他人充满防备心，语言冲撞，发生争执，如今愿意交流，能友善地表达自己的需求；（3）刚开始表情较淡漠，一直说自己被囚禁，待在“监狱”里，到现在，不再说自己被囚禁，表情放松。

五、反思与总结

对于社区而言，应及时对社区内的孤寡老人进行排摸统计，并从中挑出急需帮助的一些老人形成互帮对象，使老人们能够相互帮助、相互关心，增进彼此间的感情。对于选择居家养老的孤寡老人，社区机构应做到定期到老人家走访慰问，安排志愿者为老人义务进行家务劳动，提倡社会组织到老人家里进行交流和互动。

上海银康安昕养老服务有限公司
虹口区江湾镇街道认知障碍专业支持中心
周　颖

“造物文化”重构生活记忆

——松江区中山街道老年认知症友好社区试点案例

一、认知症老人的社区照护难题

一天，中山街道茸梅居委会接到一个电话：小区里 86 岁的孙爷爷摔跤住院了，家里有一位轻度认知症老伴高奶奶。打电话的孙爷爷透露自己的担心：“我怕老伴忘记吃饭，不会照顾自己。子女都在国外，看看你们（居委）能不能帮忙暂时将她送到养老院或社区照护中心。”

这是社区认知症家庭寻求社区照护支持的一个缩影。

在上海市民政局和松江区民政局指导下，中山街道社区服务办为“老年认知症家庭成长中心”构建的动态长效支持机制在这个时候发挥了功能，支持回应这些认知症家庭复杂的个性化照护问题。在这个机制下，街道可以启动来自不同领域、不同身份的非正式照护力量，为认知症家庭提供社会支持网络。

二、中山街道认知症老人现状

2019 年至 2021 年三年时间，中山街道针对 60 周岁及以上、患有慢性病、有阿尔茨海默病家族遗传史的人群进行了老年认知症风险筛查。在筛查中，我们使用上海市民政局提供的老年认知症高危风险筛查量表作为筛查工具。在认知症友好大使的协助下，中山街道通过集体筛查和上门筛查两种方式，发现高危风险人群 583 人。其中，有认知症家族遗传史的有 45 人。这 45 人中 38 人觉得记忆衰退，17 人次会经常找不到钱包，33 人次对外减少了活动次数，18 人次会忘记和别人的约定，14 人次会经常觉得不开心，32 人次觉得学习新东西有障碍，10 人次说不出自己的生日，2 人次说不出自己在哪里，6 人次计算“100−7”出错。再进一步研究发现，这 45 人的年龄在 70 岁到 86 岁之间，纯老家庭、高龄、独居占了很大一部分。

在初期筛查后，街道在专业力量的指导下，着重为部分长者提供基于 MC 量表的老年认知功能障碍评估服务。

以上这些数据也为中山街道针对本社区的人群特征，开展具有本街道特色的老年认知症社区服务找到了切入口。

三、中山街道跨部门、跨界合作协调机制

“友好社区”的创建单靠一个部门单打独斗是不可能完成的。所以，街道社区服务办老龄科联动下辖的 21 个居委老龄干部，成立了以社区服务办为管理小组的跨部门工作小组，引入第三方专业机构“幸福海马”进行专业指导，建立了跨部门跨界合作协调机制，将友好社区创建辐射到各个社区。

四、老年认知症友好社区的社区能力培育

创建老年认知症友好社区最核心的理念是相信社区有能力解决自己的问题，中山街道从四个层面进行了赋能。

（一）帮助社区建立自己的品牌视觉传播体系及社区传播小组

幸福海马团队为老龄干部进行了认知症议题赋能培训，由此中山街道建立了社区自己的认知症议题传播小组。该传播小组 2020 年在中山街道官网发布报道总计 25 篇。

（二）协助发现、动员、培育一支凝聚社区智慧的认知症友好大使团队

注重在社区内挖掘和培育一批有能力的志愿者，通过对其开展专业化的培训和支持，使其成为合格的社区认知症宣传倡导者，给予服务家庭一定的支持，并形成社区的自治力量。

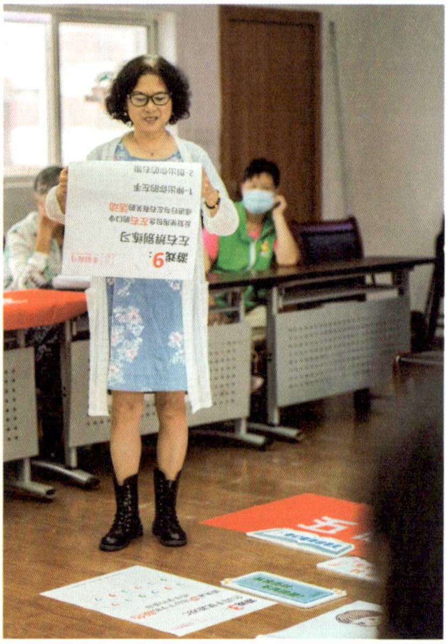

认知症友好大使培训

（三）结合衣、食、住、行基本需求，引导友好机构共建社会支持网络

生活在社区里的认知症家庭需要的社会支持是复杂多元的。中山街道从认知症家庭衣、食、住、行方面的基本需求出发，协同多领域友好机构共同推进，为老年认知症家庭构建多元的社会支持网络。比如，和上海总工会联手餐饮行业的知名厨师，邀请他们成为社区健康饮食倡导员等。

（四）协助建立“分级双向转诊”下的动态个案管理跟进机制

中山街道在摸清本社区老年认知症人数后，在区民政局指导下推进研究认知症社区服务举措并开展科普宣传、发现转诊、认知干预、家庭支持，建立初诊分层和双向转诊通道。对于初筛为高危风险的长者，推荐其前往街道和区社区卫生服务中心或专科门诊进一步就诊，街道并为其建立转介跟进档案。

五、构建老年认知症家庭的社区支持体系，关注家庭的获得感和体验感

为构建老年认知症家庭的社区支持体系，我们建立了常态化运作下的早期筛

查识别机制，形成了高危风险同伴支持小组、认知症家属支持小组，特别关注到特殊家庭（比如失独、优抚、空巢、独居、高龄、退伍、失智失能等易受损老人家庭）对老年认知症自我健康管理的需求。在抗疫背景下，我们坚持倡导老年认知症友好社区。以茸梅居委为例，每周五的社区记忆教室开放后，单周安排上门入户探访，双周在社区记忆教室开展干预小组活动。

六、可持续的老年认知症家庭成长中心

可持续运营不仅仅要求有场地，有资金，有团队，更关注一个社区的自我成长支持系统的构建，只有形成照护者和自我照护者创新学习、自我认同及表达、同伴支持、赋能成长的自驱力支持系统，才能使整个家庭成长中心变得可持续。

我们在具有社区共同记忆的场景里，一起去发现老人独特的家庭记忆，了解他们曾经从事的不同职业背后的骄傲，尊重不同性格、兴趣的老人，并结合松江人熟悉的稻谷、土布、“小辰光米道”，进行五感认知训练工具的本土化设计，延缓认知症老人认知能力的衰退。

七、项目特色

我们开发出多种工具让工作人员和志愿者更能了解老人、服务好老人。

（一）非药物陪伴工具研发——慢时光宝盒

我们在入户时发现，筛查工作需要的远远不止测评的量表，还需要会讲上海话，愿意跟老人沟通，有良好的沟通技巧；有耐心、有爱心，亲切自然地走进老人家里。“慢时光宝盒”工具由此被开发，为筛查志愿者现场赋能，让他们通过游戏的方式走近老人，了解老人内心的想法。“慢时光宝盒”促进了服务对象的自我认同、亲情，与同伴、陌生人的社交，适合不同执行功能的老人。

（二）非药物陪伴工具研发——时光操

时光操是“幸福海马”从社区文化、人群个性特征出发，在解决“认知症家庭支持中心”落地社区过程中研发出来的。每一首时光操都反映出老人曾经的锦

绣年华、不同职业背后的自豪和独一无二的兴趣爱好，通过唤醒服务对象过往记忆，赋予其自我表达的机会，同时增强其社交的能力。我们还将手语融入“时光操”，以促进服务对象与照护者的沟通。目前，我们已开发设计近 100 首时光操，适合不同执行功能的老人。这些时光操向公众免费开放，部分时光操已成为密歇根州立大学社工系、美国退休协会共同发起的 Global Council on Brain Health“在线音乐照顾项目”的重要内容。

（三）具有对话场景的认知症议题“居民议事会”

在认知症友好大使培训和干预小组活动结束后，社区志愿者们会留下来复盘，久而久之，形成了有仪式感的认知症议题“居民议事会”。

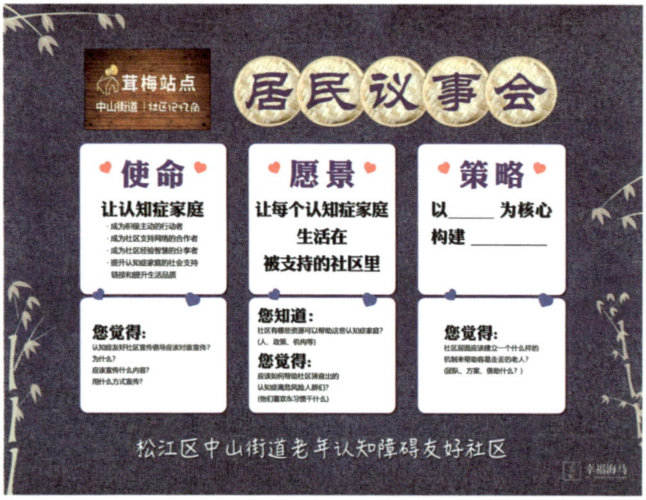
茸梅站点
中山街道 | 社区记忆角
居民议事会
使命
让认知症家庭
·成为积极主动的行动者
·成为社区支持网络的合作者
·成为社区经验智慧的分享者
·提升认知症家庭的社会支持链接和提升生活品质
愿景
让每个认知症家庭
生活在
被支持的社区里
策略
以_____ 为核心
构建 ________
您觉得：
认知症友好社区宣传倡导应该对谁宣传？
为什么？
应该宣传什么内容？
用什么方式宣传？
您知道：
社区有哪些资源可以帮助这些认知症家庭？
（人、政策、机构等）
您觉得：
应该如何帮助社区筛查出的认知症高危风险人群们？
（他们喜欢&习惯干什么）
您觉得：
社区居民应该建立一个什么样的机制来帮助容易走丢的老人？
（团队、方案、借助什么？）
松江区中山街道老年认知障碍友好社区
以松江土布、竹篾、木制建筑元素为背景的居民议事会海报

八、反思总结：中山街道老年认知症友好社区的逻辑模型

本案例参考了孙飞等人提出的“认知友善机构构建的逻辑模型”① 作为指导，具体如下图。

① 孙飞，张秋霞，李霞．建设认知症友善机构：中美实践经验的启示［J］. 中国护理管理，2020（9）.

核心目标：以认知症患者为中心的医疗护理和生活照料服务

改变理论：改变认知症患者周围的物理空间和社会人文环境

评估机构环境和发现问题	细化目标	投入	干预活动	产出	效果和影响力
机构内部： 物理环境（建筑环境，室内设计） 人文环境（服务理念和模式，员工技能和态度，认知症患者的状态） 机构外部环境（支持和障碍）	确定要改善的关键环境 确定总体目标 细化阶段目标（例如：让老人不在机构内迷路摔倒，减少老人等待喂饭服务的时间，让老人参与更多的认知活动，减少员工和老人的口头辱骂和冲突）	直接推动的部门 跨学科的团队合作部门 认知友善领域的专家顾问 机构领导团队的支持 利益相关人员：认知症患者和家属的支持 其他资源：资金、政策、物资、媒体	改造物理环境（建筑构造便利、减少刺激、设计布置友善，熟悉和舒服） 改造社会人文环境（提高知识，改变意识，技能培训，改善服务，制度改革，其他创新的方法）	改造后的物理环境 参与活动的认知症患者和家属的人次和反馈 参与培训的员工的人次和反馈 辐射到的其他合作部门和机构 培训手册和新的制度政策安排	认知症患者的身心健康，体力脑力社交活动参与，服务使用，照顾和生活质量 员工持续实践以人为本的服务和沟通方式 员工的士气和机构各部门的认同 机构在家属、社区和社会的满意度和美誉度

认知友善机构构建的逻辑模型

本土化落地具体表现在：（1）从本社区居民个性化需求出发，将“社区的工作方法”和“社工的工作方法”相结合，着力于以“社区内驱力”为主导的模式来创建认知症友好社区。（2）基于街道层面，建设了一个“记忆小屋”基地，可以辐射 10 个社区的记忆角。（3）通过一支认知症友好大使队伍运营 2 个俱乐部（高危风险人群干预俱乐部支持下的“生活和社会赋能服务”、家属同伴支持俱乐部运作下的“入户非药物陪伴服务”）；将服务触角延展至那些没时间走出家门或不愿意走出家门的认知症家庭家门口。（4）构建非正式照护力量动员体系和非药物陪伴服务体系来作为专业运营的支撑。（5）最终形成“中山街道社区老年认知症支持中心”动态的长效支持机制。

上海普陀区幸福海马为老服务中心
张秋霞

燃起认知症老人生命的希望

一、日间照料中心迎来了一位 Q 阿姨

2019 年 3 月的一天，81 岁的 Q 阿姨在女儿的陪伴下，第一次走进爱志旺在上海市徐汇区的日间照料中心。第一天来到这个陌生的环境，Q 阿姨的眼神中有掩盖不住的惶恐和不安，仿佛第一天被爸爸妈妈送进幼儿园的小朋友，显得无助和反叛。

爱志旺日间照料中心在照护的对象选择上，实现了“无门槛”。除接收健康老人外，还接收不能自理的老人及认知症老人。无论是行动不便的中重度老人，还是认知功能有障碍的老人，他们不会因为这些障碍而不得不离开自己熟悉的环境。通过专业照护者的支持，他们应当可以生活在社区里、充满亲情的家中，按照自己的生活方式有尊严、有价值地度过晚年。

Q 阿姨生活经历曲折，目前与女儿相依为命。她年轻时喜欢唱歌，爱好植物栽培，性格也很直率，为人热心，经常会帮助周边的朋友和邻居，偶有急躁、固执。由于女儿工作十分繁忙，独自在家的 Q 阿姨常常感到异常的孤独，想东想西，想到伤心处，免不了伤心落泪。

在不久前，Q 阿姨被三轮车撞过。之后的一段日子里，女儿在与 Q 阿姨的交流中，逐渐意识到老人的记忆力衰退已经超出了普通的健忘范围，而且还表现出经常疑神疑鬼的现象，有时候会出现被盗等迫害妄想的症状。女儿越来越担心自己上班时独留在家里的母亲，于是在朋友的介绍和推荐下，带着母亲来到了爱志旺日间照料中心。第一次来时，Q 阿姨表现出十分抵触的情绪，从走进爱志旺

日间照料中心的那一刻起，Q 阿姨表现出极大的不安，像一个怕被遗弃的孩子，与女儿寸步不离。

二、从破门欲出，到喜欢上这个“另外一个家”

机构一般建议初次体验的老人要有家属的陪伴，尤其是有认知症倾向的老年人，更换环境会增加老人的不安。然而，Q 阿姨初来体验的第一天，女儿却因急需处理的工作，把 Q 阿姨一人留在日间照料中心，匆匆离去。女儿离去后，Q 阿姨呈现出格外的亢奋和急躁状态，指责女儿不孝。大约过了一小时以后，她又大哭大闹着要回家。午饭前，她的情绪逐步恢复稳定，直至女儿赶来接回才逐渐平静下来。

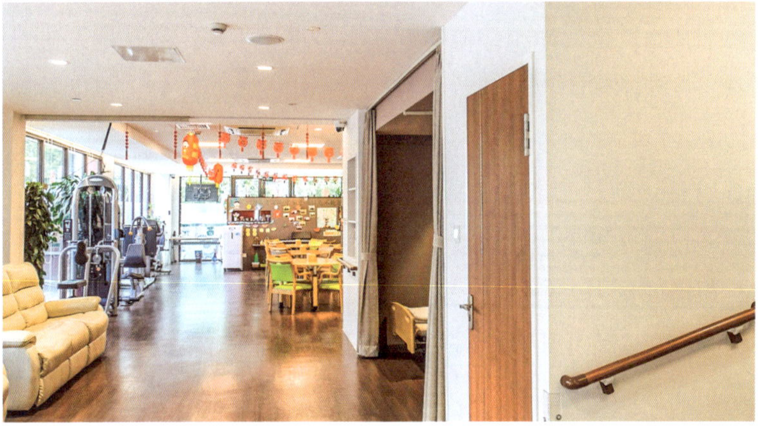

爱志旺日间照料中心

（一）为 Q 阿姨做健康测试

专业护士在 Q 阿姨安静下来后，为她做了一个简单的健康测试，发现 Q 阿姨具体表现为钟表认知力下降。上午 10 点就急着要吃中午饭，表现出焦躁及情绪激动等反应式行为。有一段时间，Q 阿姨常常会出现责怪其他长者的行为，有时会恶语相加。她的情绪也会不稳定，当有外界各种因素影响时，情绪会变差，甚至哭泣。在记忆力上，她有时记忆错乱，初次测量 MMSE 量表得分为 19 分。

（二）实施针对性认知症干预方案

针对 Q 阿姨的情况，照护团队成立了干预专案小组，在认真分析了 Q 阿姨的诊断病例和表现出来的症状后，制订出针对 Q 阿姨的个性化认知症干预方案。工作小组在干预设计上，采用了以运动和营养为基础，以音乐和园艺疗法为主导，配合游戏及回忆疗法的总体方案。

非医疗干预的疗法在长者照护案例上发挥着极其有效的作用，也为医学界所瞩目。为了让那个神采奕奕、开朗热心的 Q 阿姨归来，照护专案小组准备了丰富多彩的干预方案。

1. 运动疗法：不勉强，不吃力，贵在坚持，贵在节奏

以 KOGNISIZE 训练法（爱志旺母公司所提倡的适合长者增加肌肉活力的训练法）为主，配合适当的器械运动来促进长者身体方面的机能。

2. 营养疗法：均衡的营养是健康体魄的源泉

Q 阿姨平时的饮食习惯比较偏向重盐、重糖、重油，故长期以来对其身体产生不良影响。日间照料中心的营养午餐都是经由营养师配餐，提供有利于长者健康、营养均衡、口味清淡的午餐。

3. 音乐疗法：通过艺术提高感知，宁神定气

唱歌可以起到增进表达性语言，增强对呼吸与肌肉的控制的作用，同时促进听觉能力，包括注意力、持续度、记忆力、感受力、辨认能力。Q 阿姨很喜欢唱歌，所以，我们在个性化干预过程中大量使用了音乐疗法，在安稳其情绪上起到了很大作用。

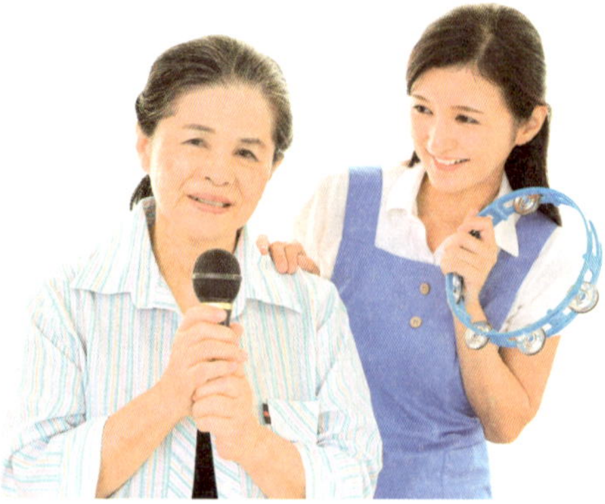

音乐疗法安稳情绪

4. 园艺疗法：植物带来的疗愈力源于人与大自然的关联

Q 阿姨的另一个爱好是植物栽培，因此，向她请教养花弄草的知识会让她显得格外慈祥和自信。现在，日间照料中心内的花草全部都交给 Q 阿姨打理，这让 Q 阿姨增强了自身的存在感和价值感。

5. 回忆疗法：串起零碎的记忆

通过旧事物、旧照片、旧话题等来引导 Q 阿姨回忆往事，可以明显观察到她嘴角的微笑和柔和的眼神，仿佛又回到了那时那刻的欢乐场景。

6. 游戏疗法：趣味性带来新鲜感

让 Q 阿姨通过体验式游戏来弥补运动上的些许不足，同时培养集体感，促进社交能力恢复，重新燃起自信。

三、秉持 Humanitude 照护理念，把认知症老人的行为当作一种“人格魅力”

爱志旺日间照料中心的工作人员利用所学到的 Humanitude 照护理念和技法，开展了多种“特殊的”照护方法。

首先，团队把 Q 阿姨表现出的各种反应式行为（BPSD）看作 Q 阿姨的一种人格魅力，并肯定她，认同她。当 Q 阿姨出现暴躁情绪时，注意与她产生共鸣，不反驳、不否定，照护过程中采取以稳定、安抚情绪为主的应对方式。我们帮助她找到适当的宣泄途径来抒发不良情绪，减缓焦虑带来的压力，Q 阿姨的情绪和状况明显好转。

现在，Q 阿姨已经把中心当成另外一个家，无论是每天早晨为绿植浇水，还是带大家做早操，每个活动都可以让她格外开心，眼神中也充满了自信。

四、Q 阿姨上电视了！

在接受照护团队悉心照顾的短短几个月里，从前那个开朗热心、情绪饱满的 Q 阿姨奇迹般地回来了！Q 阿姨的案例引来了著名媒体新华社的关注。让我们听听 Q 阿姨在接受新华社采访时怎样说的吧：“当一个老年人就是要开心，因为哪一个人不会碰到困难呢？终归会有的，但是你要积极面对！”“自从来到爱志旺，我心情就好多了。人需要交流，来到这里就会感觉到这个地方是一个集体，大家在一起就很高兴，大家可以相互帮助，也就能培养起人与人之间的相互关怀。”

五、总结

Q阿姨已经来爱志旺日间照料中心两年了，近期我们又为她做了一次MMSE测试，这次她得了20分。对于一名中度认知症长者，两年的时间里能够维持认知能力不下降，真是难能可贵。通过Q阿姨干预专案小组成员的努力，目前Q阿姨焦躁等反应式行为得到了很大缓解，更让人欣慰的是，Q阿姨学会了在自己情绪不好时自主面对并调整情绪。让我们为她加油吧！

爱志旺（上海）健康管理有限公司

彭　雨

可爱的“副班长”

——曲阳路街道第五市民驿站三楼日间照料中心认知障碍案例

一、案例背景

王阿婆，87 岁，患有阿尔茨海默病。她的女儿通过居委社工转介，来到曲阳路街道第五市民驿站三楼日间照料中心寻求帮助。自 2017 年起，福寿康承接运营了曲阳路街道第五市民驿站日间照料中心，以“有福有爱为家”的照护理念，融合宜居环境、音乐疗法、作业疗法等多种手法，尽全力给长者“家”的温馨和舒适感。

二、问题分析

王阿婆女儿猜测母亲可能患了认知症，母亲以前脾气就不好，现在年纪大了脾气越来越差，性格孤僻，不易近人。而且，王阿婆也十分抗拒去医院做认知障碍筛查，无论谁来劝说都会以失败告终，还会发生诸多不愉快的事情。因此，王阿婆女儿希望能得到专业人员的帮助。

（一）评估情况

1. 记忆功能缺损。王阿婆近期记忆有少许损害，能保持简单的自主行动能力。

2. 认知功能缺损。王阿婆定向力、社交能力发生问题，有想要偷偷跑回家、无法分辨回家的路等情况。

3. 行为和精神变化不定。王阿婆情绪多变，脾气暴躁，吵闹，性格孤僻，不易近人。

（二）案例描述

在第一次面谈中，工作人员先了解王阿婆喜欢谈论的话题及其兴趣爱好，谈论的内容均以王阿婆感兴趣的话题为切入点，通过深入面谈和其建立良好的关系。经工作人员评估发现，王阿婆患有轻度认知障碍。最终我们和其家属协商，决定以“情绪缓解，提升社会化能力”为目标对王阿婆进行康复服务。

三、干预方法

（一）作业疗法及家庭支持

我们对王阿婆的近期记忆、远期记忆、程序性记忆开展针对性的训练。由于记忆障碍，王阿婆不能记住在训练过程中发生的事情，但是在记忆障碍有所改善时，就会自动认为自己曾经反复做的训练是正确的。我们为王阿婆制作了记忆卡片，通过记忆卡片在大脑中建立联系，产生联想，由此给王阿婆增加外界知识的输入，从简单到复杂，循序渐进，同时给予鼓励，巩固训练效果。此外，我们依托其家属开展居家训练，指导家属学习居家训练的带领技巧，让王阿婆在家里就能运用简单的训练用品，强化脑力锻炼。

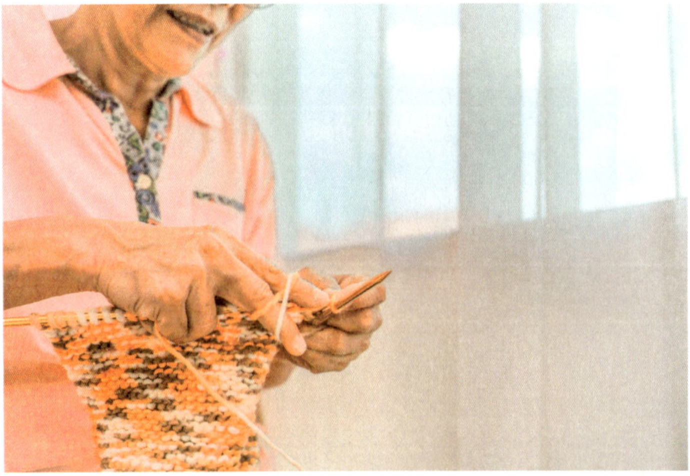

手工活动

（二）音乐疗法

以音乐为切入，勾起老人对往事记忆的情感，缓解压力情绪。在音色和节奏变化过程中，调节外界环境对老人身心的影响和作用，调动王阿婆的记忆、联想等，唤起同感，引起共鸣。王阿婆的情绪在音乐情态的诱发中，获得释放与宣泄，使积极的情绪强化，消极的情绪排解，解除了她因陌生环境产生的紧张。通过一段时间的音乐治疗，王阿婆的情绪产生了变化，逐渐能与照料中心内其他老人、工作人员友好地交流互动，记住他们的脸和名字。王阿婆脾气也变得温和很多，不再出现生气、不愿待在照料中心的情况；整体情绪平稳，可以很好地参与各种活动与训练。

四、成效评估

王阿婆刚来的时候，性格暴躁吵闹，总喊着要回去，不停地踢门，偷偷跑下楼。工作人员针对此情况，决定每次王阿婆吵着要回去时，遵从她的意愿，陪同她在驿站内走一圈，并告诉她“我们现在就回去”，并让王阿婆带路。在驿站内走上几圈后，王阿婆会主动和工作人员回到照料中心。

针对王阿婆的病情，通过作业疗法、音乐疗法，王阿婆的记忆能力和注意力都得到了提升，情绪控制能力有了改善。此外，王阿婆还认识了很多好朋友，其中有一位曹叔叔就是她新认识的好朋友。他们是同桌，原本性格孤僻、不易近人的王阿婆，现在每天会和曹叔叔一起做手工活动，中午还把自己爱吃的菜和他分享，也会主动分享自己过去的故事。

现在，王阿婆与工作人员的交流互动越来越多，每天都很开心，也不吵着要回家了；以前中午不愿意午休的她开始睡午觉了。每天家属早早地送阿婆过来，下午接阿婆回家时，阿婆都会笑呵呵地对工作人员说：“明天见，我明天还会准时来的。”现在的王阿婆乐于助人，并在照料中心担任“副班长”，每天早上就在门口等着开门，并主动帮忙开窗扫地，完成这两件事以后就会坐在自己的位置上迎接每一位老人的到来，主动与他人打招呼、聊天、分享心情。

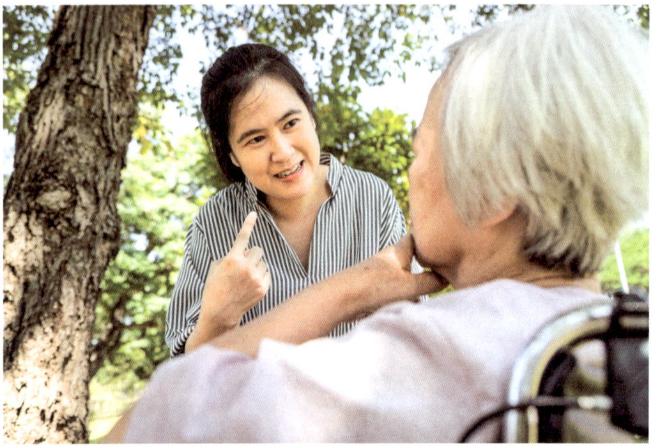

交流互动

连王阿婆的子女都不敢相信，母亲通过日间照料中心的非药物干预，生理、心理状况都变得越来越好，脾气也变得温和了许多。家属说：母亲每天醒来就要到日间照料中心来“上班”。能给 87 岁的母亲找到一个满意的“幼儿园”，他们心里很踏实，非常感谢日间照料中心工作人员真诚的付出。在家属与照料中心的共同努力和陪伴下，王阿婆的生活再一次“被点亮”。

福寿康（上海）医疗养老服务有限公司

王　伊

基于了解的爱，守护记忆的美

——瑞金二路街道老年认知障碍友好社区建设项目

黄浦区瑞金二路街道60岁及以上老年户籍人口占比43%，老龄化、高龄化程度全区居首。辖区地处上海中心城区，加上居住条件限制，独居老人和纯老家庭占比较高，有相当一部分老人因为身边缺乏可以交流的对象而出现了记忆衰退、表达能力退化的情况，认知障碍症状显现。

2019年9月，瑞金二路街道被定为全市首批老年认知障碍友好社区建设试点单位之一。街道结合社区实际，以老年认知障碍预防服务项目为抓手，注重认知症前期干预，在空间建设和服务打造上双管齐下，聚焦老年认知障碍照护服务的刚性需求，提升老年认知障碍照护社区服务水平，营造关注、关心、关爱认知障碍老年人的社会环境，着力构建老年认知症友好社区。

一、用心规划，建立老年认知障碍支持网络

瑞金二路街道依托坐落在南昌路44号的居家养老解决方案体验中心，以认知症老人的实际需求为核心，为认知障碍老人住所的安全性、动线化、光照度、智能化等提供整体改造设计方案。此外，街道在社区综合为老服务中心设立了记忆小屋、心理咨询室等专业化、多功能的老年认知障碍人群服务场所，引入专业的社会组织参与管理，联合社区长者照护之家、日间照料站、助餐点、医疗卫生点等综合社区照护资源，为社区老年认知障碍老人提供全方位的支持网络。

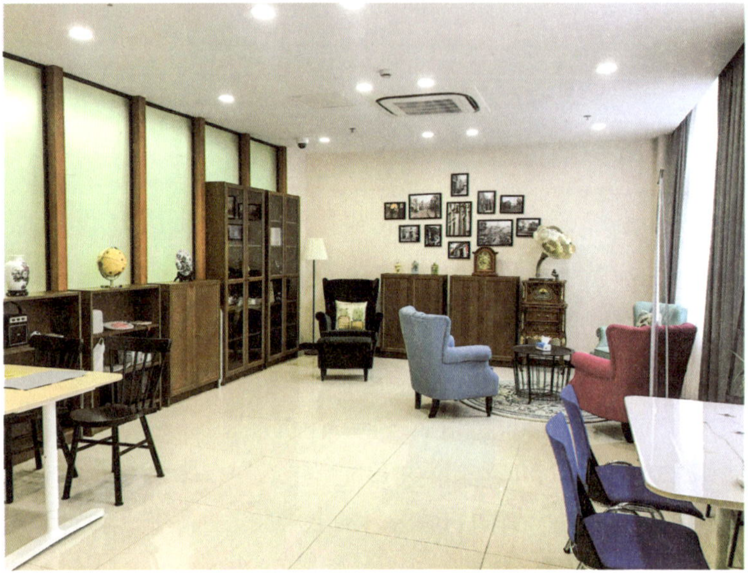

记忆小屋

二、从“心”出发，健全老年认知障碍干预体系

街道着力夯实健康教育基础，有序推进风险测评调查，切实打造志愿服务队伍，注重扩宽资源链接渠道，确保项目试点工作有序推进。

（一）推广健康教育，打造老年认知障碍预防“线上线下”闭环

街道通过“四个一”线上服务系列，即“一条孤独热线”“一个短信发布平台”“一个在线交流平台”“一系列媒体宣传”，构建多维心理防护体系，将健康宣传、预防干预信息送至老人身边，引导老年人在日常生活中主动进行自我训练，预防身心机能衰退，改善和提高记忆、反应、认知等方面的能力，预防与降低老年认知障碍发生风险。

（二）推进风险测评，夯实老年认知症友好社区后期工作基础

街道对延中、巨鹿等 10 个试点社区 60 岁及以上常住居民，按照 60—69 岁、70—79 岁、80—89 岁、90 岁及以上四个年龄段进行抽样调查，平均每个社区调查 200 户，共计 2000 户，推进风险测评工作，并根据测评结果分为“正常”“潜

在”“高风险”等 6 类，对占比最大的正常群体开展科普宣传讲座和预防活动；将认知障碍潜在风险群体、已有认知障碍倾向等群体共 206 名老人作为重点干预对象，以志愿者结对的方式，开展非药物预防干预活动 100 场，共计受益人群约 4000 人次；对已出现认知障碍症状的 23 名高风险群体则提供绿色通道，转介黄浦区精神卫生中心就诊。

（三）提供干预支持，提升非药物疗法的干预成效

持续开展普及型预防宣传，为社区老人及其家属、照料者等提供个性化的预防训练方案和家庭指导支持，提高预防意识。筛选出 206 名老人作为重点干预对象，开展认知障碍潜在发生对象预防干预训练活动。2021 年，街道与华山医院的专业医生合作，对重点干预对象开展以非药物疗法为主的干预预防系列活动。

（四）强化资源链接，搭建老年认知症友好社区全方位支持网络

社区支持网络：以“熟人社会、熟悉环境”为理念，吸纳社区工作者、老年志愿者加入服务团队，建立健全老年认知障碍友好社区支持网络。目前，街道已建立一支 30 余人的社区志愿服务队伍。

专业服务团队：充分发挥专业的社会组织——上海人本心理咨询研究中心与复旦大学等多所高校共建研究生实践基地的优势，整合医学、社会工作、心理学等领域专业力量，研发与改进老年认知障碍预防训练系列课程。

医疗转介服务：协调区精神卫生中心开放绿色通道，安排高年资医师应诊，给予适当的医疗建议，并对后续有就诊需要的高风险老人提供就诊便利。

瑞金二路街道通过在社区内广泛开展老年认知障碍的宣传教育、风险测评、早期干预、家庭支持、资源链接和平台建设等探索，建立健全老年认知障碍友好支持网络，形成社区长效支持机制，全力构建老年认知障碍友好社区。

三、瑞金二路街道老年认知障碍干预案例

83 岁的陈阿婆是位独居老人，据家属反映，陈阿婆每天就唠叨一件事：邻居欺负她是个独居老太，故意捉弄她。

据陈阿婆说，左边邻居是个独居老头，喜欢“偷听”她的行踪：中午陈阿

婆走到厨房做菜，邻居老头的房间也传来切菜声；陈阿婆开电视，“老头就会放戏曲”；家人去看望陈阿婆，交流只能“打手语”，因为老头会“偷听”。右边邻居是一对中年夫妻，陈阿婆认为自己从来没有得罪过他们，但他们一到半夜就敲墙壁，整夜地敲。他们还在她家“装了探头”，专挑她睡着的时候开始敲，就是不让她睡着，导致她长期睡眠不足，神经衰弱。陈阿婆爱好画画，画作还多次在老年大学获奖。她发现自己最喜欢的画作常常不见了，她确定是被邻居偷了。过分的是，“他们偷得不留痕迹，表面上看不出，但藏在抽屉底下的那些画都不见了”。家里还经常少小物件，她需要什么，“他们就偷什么”，为此她多次报警。子女们几乎每天都要赶到她家处理矛盾。刚开始，子女们还帮她出面和邻居沟通，但多次了解情况下来，越发觉得是陈阿婆的认知功能出现了问题。陈阿婆觉得自己得不到理解，经常一言不合就暴跳如雷：“你们都不相信我，也不帮我，我死了算了。”

社区接到家属的求助后，安排心理咨询师对陈阿婆进行“老年认知障碍风险筛查”，最后测评得分为16分，测评结果显示陈阿婆有潜在认知障碍，主要问题出现在记忆上。根据测评结果，综合陈阿婆的情况，心理咨询师向家属分析现状，提出个性化应对策略：陈阿婆个性好强，尽管子女孝顺，但她喜欢独自居住，生活也能够自理。随着年龄增大，衰退的身体和不能适应的社会变化让她产生了不安全感，老化的居住环境成为导火索，让她觉得处处受到“欺负”。高龄老人由于个性和生活阅历，难以接受改变，所以认知干预的重点在于建立家庭支持系统，由熟悉的家人对老人提供干预介入，预防认知恶化，并且将认知障碍的预防干预场景放在日常生活中进行。

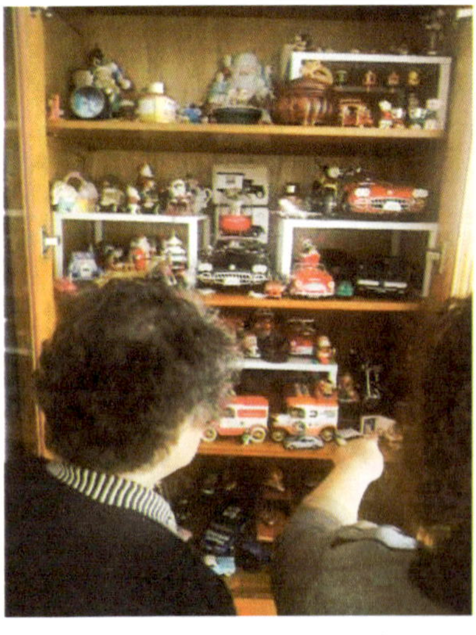

心理咨询师指导家人对陈阿婆开展分类整理训练

经过对家庭成员的分析，陈阿婆的主要干预者是性格温顺的大女儿。子女们集资给陈阿婆置换了新居，搬到了和女儿同一个小区，白天在女儿家度过，晚上回到自己的居所睡觉，既保留独立的起居空间，又有亲情陪伴。每天规律的亲情互动，让老人重拾了安全感。女儿没有把陈阿婆当老人“侍奉”起来，而是基于对母亲的了解，让陈阿婆一起参与力所能及的家务劳动，并给予及时的肯定和鼓励，让老人有价值感。由于心里感到安全和满足，陈阿婆不再臆想“被人欺负”，晚上也能安心入睡，睡眠质量得到保障，情绪也趋于稳定。街道项目人员一直通过“孤独热线”对陈阿婆和她女儿及时给予干预指导与支持，并在第一次测评三个月后又对老人进行了一次测评，测评结果显示正常，陈阿婆的认知障碍干预服务收到满意成效。

瑞金二路街道

吴婷婷

“恬爱”友好大使

——认知障碍友好社区建设的核心力量

众所周知，认知障碍目前没有显著的治愈方法，认知障碍老人的照护是一个持续性、长期性的过程，需要专业照护技巧，协助老人延缓认知障碍病程。很多认知症照护机构都有丰富的经验，但是还有很多老人身处社区，没有机会得到专业的照护服务。而有这么一群人，他们用自己的热情与爱心，陪伴着社区的老人守护住美好记忆，带动了居民们理解认知障碍，努力创建认知障碍友好社区。他们就是“恬爱”友好大使，是认知障碍友好社区建设的核心力量。

一、创建认知障碍友好社区，友好大使贡献核心力量

2019 年，S 镇携手上海新途社区健康促进社（以下简称“新途”）开始建设认知障碍友好社区。新途营造认知障碍友好氛围的策略是“以认知障碍预防服务为基础，友好大使培育为核心，涟漪一样向其周围传递认知障碍友好理念”，逐渐建立预防为主的认知障碍社区关爱体系。

杨阿姨和沈阿姨是友好大使团队的核心成员，新途邀请她们参与认知障碍全链条服务，培育其独立自主的认知障碍服务能力。为了被社区认可，她们以身作则，预防自身认知障碍，主动上门关爱认知障碍老人，并将知识和经验传播给周边的人。

（一）搭建服务载体，守护记忆

友好大使搭建了认知障碍支持中心，即记忆小屋。大家收集老物件，给小屋

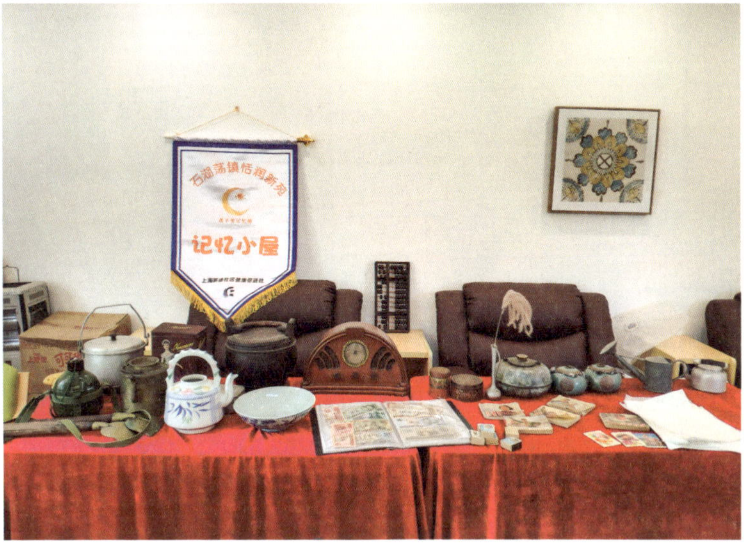

记忆小屋

营造出一种温馨的氛围，承载着长者的美好回忆。这个小屋可以为居民提供认知障碍早期筛查和咨询服务，为社区内的认知障碍高风险长者提供早期预防服务，为认知障碍长者家属提供照护技巧支持服务，守护着社区的独特记忆。

（二）以爱动人，用心服务

友好大使一直用“爱与心”服务每一位老人。他们会通过上门拜访、邻居介绍、社区偶遇等方式为长者提供认知障碍早期筛查服务。因为认知障碍的敏感性，有的长者会拒绝甚至驱赶他们，但是他们会充分包容、理解老人，先咽下委屈劝慰老人，让老人理解认知障碍，再互相开导，舒缓情绪。

筛查中发现认知障碍高风险老人，友好大使们就会邀请老人们来记忆小屋参加活动，组建了长者预防俱乐部。因为社区内的志愿者无法提供专业的认知障碍早期干预服务，友好大使们根据已经研究出来的认知障碍风险降低策略，精心设计易于被老人接受的服务，在社区推广，让更多居民受益。这些服务可以刺激长者大脑，延缓记忆力和思维逻辑力减退。他们还将认知障碍的征兆、表现、风险、预防方法等通过活动传递给老人，让老人们渐渐关注和理解认知障碍，重视认知障碍预防。友好大使身边的高风险老人受益之后，口口相传，就有越来越多

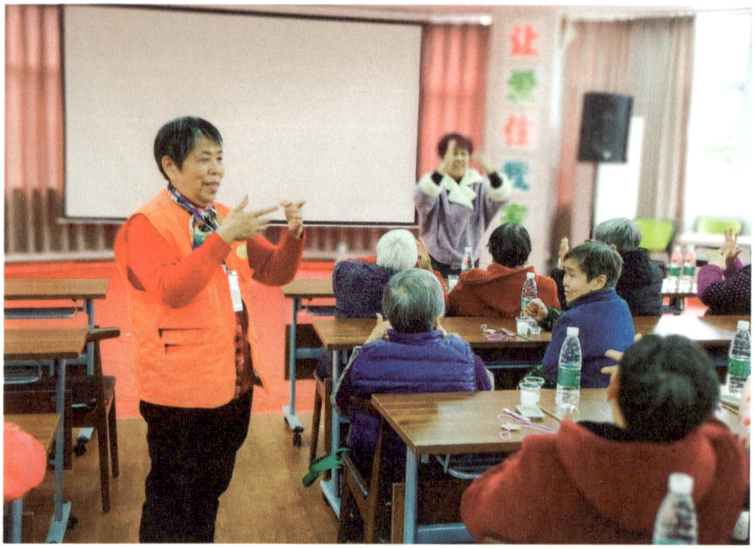

杨阿姨教手指操

的老人及其家属加入预防和关爱认知障碍老人的活动中。

有些老人不适合参加集体活动，友好大使们会到他们家中看望、陪伴他们。很多认知障碍老人的家属并不理解老人，不懂得如何照顾老人，导致老人病程恶化。友好大使会给家属传授认知障碍老人关爱技巧。

友好大使沈阿姨在社区里发现一位年近 80 岁的阿姨，与子女缺少沟通，逐渐沉默寡言，有一些认知障碍的征兆，就及时定期与她联系，了解她的烦恼并耐心陪伴和开导她，帮助她预防认知障碍。沈阿姨还与这位阿姨的子女积极沟通，让子女理解了给老人更多耐心与关爱的重要性。这位阿姨逐渐重视起自身的认知功能健康，学会“放开、看开、想开”六字真言，收获了健康心态。

（三）坚定服务，扩大友好大使队伍

友好大使们发现，高风险老人会将获得的认知障碍预防与关爱理念向他们的亲朋好友传递，因而服务对象也是潜在的友好大使，任何老人都有自身的潜能可以开发。因此，友好大使们虽然不是专业医生和专业照护者，但他们做着力所能及的事情，用自己了解的认知障碍非药物干预知识，带着老人们进行体脑激活，让他们预防认知障碍，并鼓励他们带动更多人重视认知障碍，加入认知障碍预防与关爱的队伍。

随着服务的深入开展，老人的照顾需求逐渐显现，对认知障碍各方面的服务需求增加，但是我们现在的友好大使队伍人数还比较少，不能提供更深入、更全面的服务。接下来，我们会扩展队伍，提升我们的认知障碍服务能力与服务范围。在我们的服务对象中寻找友好大使。老人最懂老人。友好大使最重要的品质是要尊重、敬爱、包容、理解老人，让老人感受到真诚的关怀。

二、促进长者健康，自得其益

友好大使们认为关注老人的认知功能健康，不仅对老人、对社区有很重要的意义，对他们自己也很有益处。

首先，长者得到了切实的关怀，生活状态有了明显的改善。长者从对认知障碍话题避而不谈到主动参与预防认知障碍的活动。他们在服务过程中结识了很多新朋友，学习了预防认知障碍的方法，开始关注自身认知功能。

有一位长者说："小杨他们第一次上门时，我一听是筛查老年痴呆，就对他们发脾气。但是他们不生气，还劝我说不要担心，但也不能忽视。后来他们又邀请我参加活动，他们让我觉得我是被人想着的，很感谢他们的关心。参加几次后，我知道了老年痴呆是要好好预防。希望有更多的老人可以被关怀。"

其次，社区对认知障碍的友好氛围逐渐形成。认知障碍话题原来是被排斥的，认知症患者这个群体也是隐蔽于社区内的。在友好大使的努力下，社区内谈论预防认知障碍的人越来越多，大家口口相传，改变着社区排斥认知障碍的气氛。更多社区居民受友好大使的影响，开始加入关爱认知障碍老人的队伍，让这个社区对认知障碍更加友好。

杨阿姨说："我们为 800 个老人提供了筛查服务，刚开始，大约有五分之一的老人是明显排斥的。现在，再遇到这些老人，大家都会主动了解怎么预防认知障碍。还有一些老人热情地向身边的朋友传递预防认知障碍的理念。综合为老服务中心的工作人员也加入了友好大使队伍。我相信，会有越来越多人关注认知障碍的。"

最后，友好大使也在改善自我。在服务长者的过程中，友好大使深入了解认知障碍，也对自身及家人开展了预防工作，身心更加健康。不少友好大使通过不断学习、掌握一些技能，变得开朗自信。

沈阿姨说："成为一名友好大使，不仅是在服务长者，同时也是在改善自我。我原来是有抑郁症的，加入友好大使队伍之后，随着与长者的沟通变多，我也更加开朗自信。"

三、以预防为主的认知障碍社区关爱体系

新途旨在建设一个认知障碍长者及其家人可以得到赋权、尊重、支持和包容的实体社区，社区内的居民理解认知障碍，并积极预防认知障碍。社区里的认知障碍友好大使是社区关爱体系的核心力量，他们来源于社区，了解社区，能够更加深入地接触居民。在所居住的社区内，他们借助自己所能利用的资源或力量，传播认知障碍预防知识、早期干预与照料的正确方式。

目前，受中国传统的家文化影响，老人更愿意在家中养老，因此"社区＋居家"照护是必须探索的路径。但是，社区内的认知障碍照护资源有限，为了长远发展，新途重视认知障碍高风险老人预防服务，建立以认知障碍预防为主的社区认知障碍关爱系统。在这个系统内，新途遵循"培养熟悉认知障碍非药物干预方法的友好大使、了解社区认知障碍高风险老人及其需求、友好大使照顾高风险老人预防认知障碍、挖掘社区认知障碍患者家庭及其需求、专业照护者提供家庭照护支持、专业照护者培育照护患者的友好大使、友好大使发展友好大使"的路径，不断在社区内培育关爱老人、关爱认知障碍群体的友好大使和组织，减轻家庭照护压力，增强社区照护力量。我们的一系列举措提升了社区内长者对于认知障碍的预防意识，逐渐让社区居民正视认知障碍这一话题，为更多已经患有或可能患有认知障碍疾病的长者及其家庭创建更为包容、和谐的社区生活环境，使得社区能够做到邻里有互助，邻里有关爱。

上海新途社区健康促进社
韩笑纳、王灵芝

优化老年生活方式，积极预防认知障碍

——莘庄镇社区认知障碍宣传案例

为了提高社区居民对认知障碍的认知水平，普及认知障碍知识和科学应对方法，莘庄镇在社区开展了认知障碍健康教育宣传，推动社区居民对认知障碍早发现、早诊断、早干预。

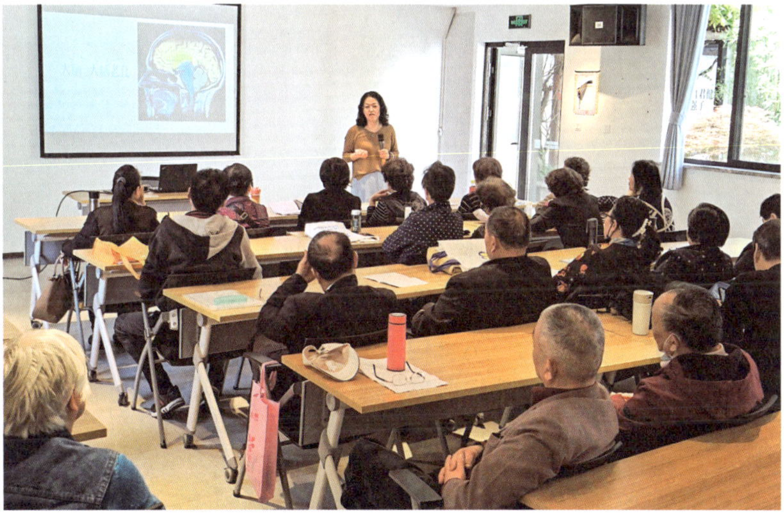

认知障碍健康教育社区宣讲

一、社区认知障碍情景剧

在 2019 年至 2020 年的社区认知障碍宣传活动中，为了更好地帮助社区老人识别认知症的症状、普及认知障碍预防和应对知识，提升老年人的生活品质，我们自编剧本，将认知障碍的日常表现以情景剧的方式展示出来，并通过现场专家介绍和互动交流，向参与活动的老人们普及预防和应对认知障碍的科学方法。

为了让老年居民们对认知障碍行为的日常表现有深刻的体会，我们将剧本发给在场的每一位老人，让大家扮演剧中角色。这种人人参与的方式受到了老人们的欢迎，身临其境的表演引起了大家的共鸣，他们纷纷对剧中人物的言行表达了自己的感受。不过，在判断哪些行为属于早期认知症症状时，许多居民犯了难。心理老师采用启发式的引导，让大家了解了早期认知障碍的主要特征、认知症诱发因素中大脑功能的改变情况以及应对建议。生动的讲解、活泼的形式，让参与活动的老人们愉快地学到了早期认知障碍识别和科学应对的方法。

这种寓教于乐的宣传形式极大地引起了老人们的共鸣，提高了参与的积极性。两年时间，我们共为莘庄镇社区内60岁以上的老人开展情景剧讲座17场，参与人数达651人次。活动结束后的调查问卷显示，几乎所有参与活动的老人都对活动表示喜欢，认为了解和学到了早期认知症识别和预防方法，并表示愿意再次参加此类活动。

二、非药物干预脑健康训练课程

2020年，由复旦大学华山医院老年科、复旦大学公共卫生学院、上海市疾控中心、闵行区精神卫生中心防治科和莘庄镇希言心理健康关爱中心共同研发的社区脑健康训练课程顺利开展。该课程主要针对社区中健康人群、罹患轻度认知功能障碍人群、早期轻度认知障碍症状老人，将美国加州大学洛杉矶分校长寿中心主任及精神科教授盖瑞·斯莫尔的“阿尔茨海默病预防策略”同我国的传统文化和老年人日常生活习惯相结合，通过一些简便易行的改善记忆功能的措施和方法，从改善老年人思维和记忆能力，提高和促进大脑健康入手，达到预防和延缓认知障碍的目标，具有普惠化、经济性、趣味性、易操作、持续改善的特点。

该系列课程内容围绕与记忆相关的四大要素：脑力活动、健康饮食、身体锻炼、压力与睡眠展开，分为七课，授课人员在课程中根据老人的接受能力灵活穿插不同内容，授课方式注重趣味性、生活化，引导老人将课程内容运用到日常生活中去。

在参加课程老年人群的选择上，我们根据莘庄镇居民居住特点，分别在黎安邻里中心、沁春邻里中心、伟业路万科邻里中心的周边小区招募老人。根据项目计划，在授课之前，我们首先对参加课程的老年人的认知能力进行评估（评估方式包括上海市民政认知障碍筛查 APP、老年人认知功能测评问卷、华山西院磁共振检测等），邀请的老人中有记忆良好的健康老人、轻度认知功能障碍老人和早期轻度认知障碍症状老人，年龄大多在 55—75 岁之间。

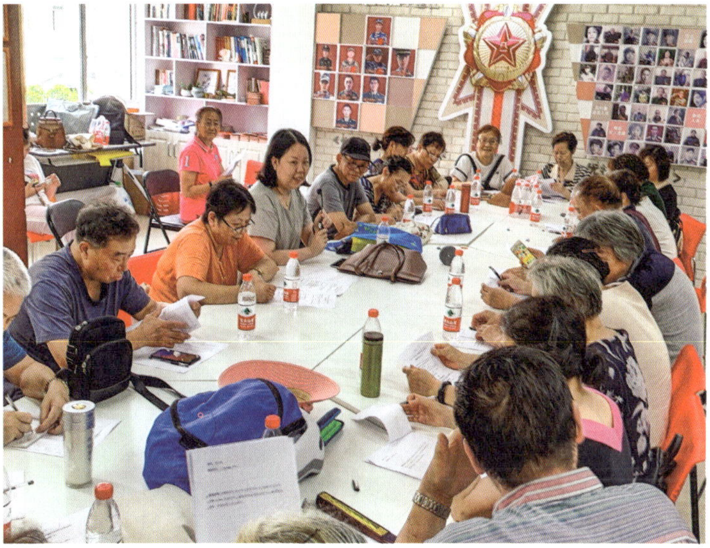

认知障碍筛查评估沟通会

为了更好地帮助莘庄镇社区中罹患轻度认知功能障碍、早期轻度认知障碍症状的老人，并为记忆良好的老年人群提高记忆力、减缓由脑功能衰退引发的记忆能力下降，保持老年人思维能力，结合社区老年群体的实际情况和现有环境条件，在华山医院老年科的帮助下，我们在课程中增加了适合老年人群的室内体能运动内容，主要有：手指操、拉力带操、肩颈放松操、手工拼装活动等，让不方便户外运动、腿部不灵活、年龄较大（如 65 岁以上）且运动能力明显减退的老人也能进行有益大脑健康的运动及相关活动，以提升老年居民对脑健康课程的兴趣和参与的积极性。

至 2020 年底，莘庄镇社区共开展各类主题课程 18 场，参与人数 322 人次。回收到的 311 份有效问卷显示，95% 的老人喜欢我们的课程，95% 的老人认为课程对他们记忆能力的提升有帮助。

为了能实际了解老年人参加脑健康训练的效果，我们还协同华山医院、复旦公共卫生学院、闵行区精神卫生中心对参与脑健康课程的 63 位老年人开展了参与课程前后大脑记忆能力评估（含调查问卷、核磁共振检测等）。

上海闵行区莘庄镇希言心理健康关爱中心

张　峥

上海市认知症照护优秀案例集

模式篇

“内卷式”认知症护理行为，成就人文守护

一、实施背景

认知症是一种因脑部伤害或疾病所导致的渐进型认知功能退化，伴有失语、失用、失认、失行等改变的病理过程，认知症又称失智症，也是俗称的“老年痴呆症”，其中以阿尔茨海默型认知症、血管性痴呆最为常见，发病人群以65岁以上的老年人为主。认知症老人的照护工作刻不容缓。认知症老人除了居家照护外，由专业的照护机构来照护也是选择之一。一个优质的认知症照护机构应该具备这样几个特点：首先，硬件设施优良，可提供安全、舒适、支持性，像家一样的生活环境；其次，队伍建设稳固，拥有接受过良好训练、能够胜任认知症照护工作的跨专业团队；最后，介入方法专业，采取以人为中心的照护理念，提供满足长者身心需求的照护与支持，包括优化的生活照顾与医疗保健，促进心理健康和社会参与，并赋予每一位长者尊重与尊严。

二、主要目标

我们依据人体“造血系统”式方法，对养老机构内现存护理员进行人员分层，通过工作经历、学历、知识储备、实操能力、发展潜质、个人价值观等维度，匹配人才九宫格；判断护理员照护经验的综合素质，再对护理员照护经验进行专业提炼优化，进行本土化照护经验的场景构建，开始“造血中心转移”，“输向”认知症长者的对应岗位。据此，我们以认知症照护经验为基石，形成了“内

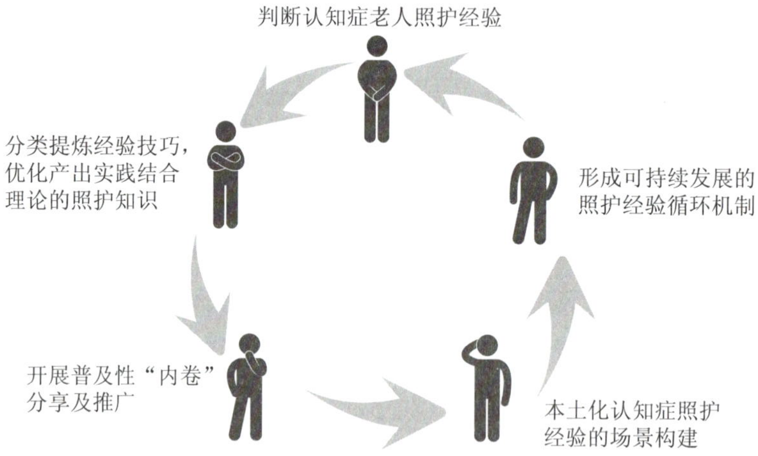

“内卷式”认知症护理流程图

卷式”认知症护理行为系统，成就对认知症长者的人文守护。

三、实施过程

我们筛选护理员的照护经验，总结并提炼出照护认知症长者的有效方法，再向护理员进行普及和传授，使所有的护理员在内部得到认知症经验的专业性培训，在照护实践过程中运用至照护认知症长者，形成内循环，达到“内卷式”认知症护理行为。

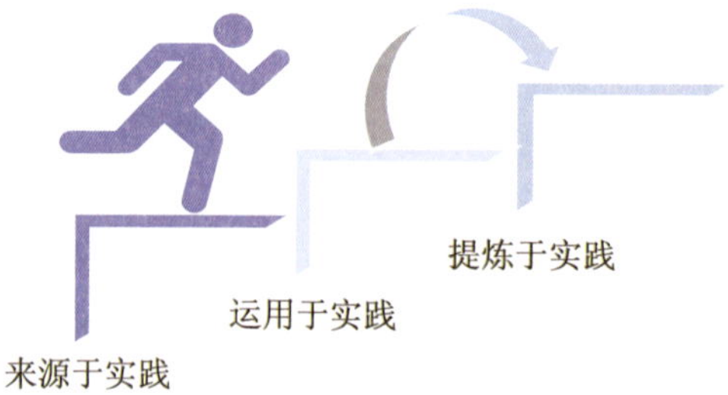

“内卷式”护理来源

（一）来源于实践

照护经验、服务对象及运用场景均来自本机构内，对现有的护理员进行筛选分类，找出有认知症照护经验的护理员，从他们的实践中提炼优化认知症照护经验，重点向新手护理员传授。再对机构内老人进行筛查，找出认知症长者，与护理员匹配，形成有效的照护行为。

1. 存量认知症长者筛查

组建专业的评估团队，设立以“记忆家园”管理者或照护计划制订者为主导，床位医生、责任护士、康复人员、社工为辅的评估小组，共同完成现有入住老人的各类评估工作。

使用MMSE量表、蒙特利尔认知评估量表（MoCA）、记忆障碍自评表（AD8）、日常生活活动能力（ADL）、风险评估（跌倒、噎食、压疮、冲动）等专业量表，对院内现有各年龄段老人进行评估。同时结合专业医疗诊断、家庭支持系统及社会情况，进行筛选分类。

“记忆家园”入住的标准如下：（1）有相关认知症的医疗诊断；（2）经本院“记忆家园”综合评估，得分符合的服务对象；（3）家属认同机构内认知症照护方式；（4）年龄在85岁及以下，常用语言为沪语和松江本土话的服务对象；（5）亲属支持对认知症长者的专业干预。由此，我们筛查出符合“记忆家园”入住的认知症长者，开始进行单元式照护。

2. 护理员的选择与提优

我们邀请各类型护理员分享、讨论护理经验，他们在实际的照护工作中各有所长。如有些护理员可以表达观察到的服务对象的特点，但无法辨识现象背后的原因，也无法采取有效的应对方法；有些护理员能详细阐述认知症长者发生情绪行为的时间节点、发生的原因、产生的后果，并能找到有效的解决方法，还可以总结、传授自己的照护经验；有些护理员遇到护理难点时能找到解决方法，却因能力有限，不善于表达出来。

为给“记忆家园”选择合适的护理员，我们确定以“管、选、用、育”为护理员选择目标，将工作经历、学历、知识储备、实操能力、发展潜质、个人价值观作为护理员评价维度。借助人才九宫格盘点工具，我们将护理员分类归纳为新手护理员、有失能照护经验的护理员和有认知症照护经验的护理员，并评估其人文素养，形成岗位所需的条件要求。在后续的人员培训中，确定护理员需要提升的经验内容，通过扬长项，补短项，优化护理员的专业素养，为其匹配合适的认知症长者。

（二）运用于实践

我们对护理员在工作中形成的照护经验进行梳理、汇总、提炼，逐渐使之系统化、专业化，从而让护理员不断学习，并在实际操作中验证应用。

1.“望闻问切”式提炼

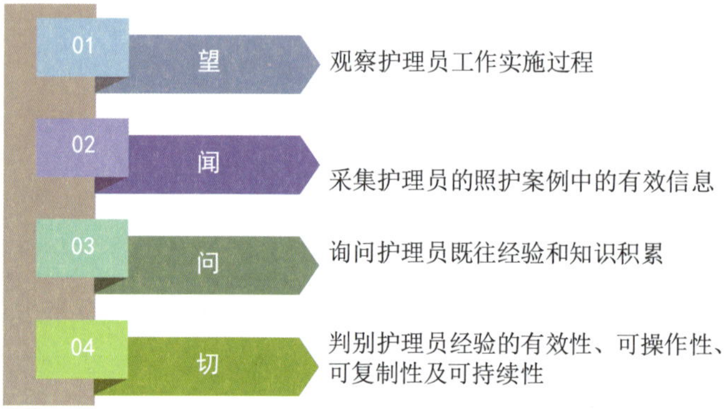
01
望
观察护理员工作实施过程
02
闻
采集护理员的照护案例中的有效信息
03
问
询问护理员既往经验和知识积累
04
切
判别护理员经验的有效性、可操作性、可复制性及可持续性

“望闻问切”提炼法相关内容和步骤

（1）望：即管理者在平时工作中根据护理员的护理经验、护理年限、护理中对服务对象所表现出的各种症状的应对等，对护理员的认知症照护工作进行针对性观察。该观察可以通过以下三种形式进行：①管理者对每位护理员的照护方法进行观察；②管理者对新进“记忆家园”照护区的护理员进行抽样观察；③管理者针对不同类型的护理员应对同一位长者所表现的症状进行参照对比观察。

（2）闻：即管理者通过各类形式进行数据采集、整理及分析。数据采集的途径有：①通过“记忆家园”日间观察、家属探望、药物使用等表单记录服务对象夜间起床频次、睡眠等信息；②通过晨会、每月分享会对认知症长者照护的难点、重点、焦点问题进行收集；③通过微信群内案例分享、交接班等信息反馈进行收集。

（3）问：即管理者询问护理员进行长者照护的感受与经验，可以通过封闭式问答或开放式访谈掌握有效的护理经验及知识。如提问护理员是否使用了相关非药物干预方法，针对护理难点，有何比较有效的方法。

（4）切：即在望、闻、问的基础上，整理并判断各类护理知识和经验是否具有可操作性，是否有效及有效性占比。将操作性和有效性强的知识经验系统化，作为之后培训新手护理员的要点。

2. 专业培训

管理者通过收集一线护理员的工作经验，将典型案例转化成实务经验，通过信息化整理和一人一档照护计划等方法，再次进行优化提炼，并结合理论知识形成专业的认知症照护方法。同时，管理者为护理员开展认知症专业知识培训，包括认知症的概念、分类、认知症长者的精神行为症状管理、风险管理等专业理念，提升护理员的照护能力。

四、案例成效

我们通过“内卷式”的认知症照护行为，有效整合机构内部资源，使得机构的护理质量呈螺旋式提升，护理专业人才队伍不断壮大，缓解了护理专业人员流动性大、供需不平衡的局面。管理者在工作中不仅仅是传授者，更应该是引导者，启发护理人员在实践中反思，激发他们探索和解决问题的潜能，让他们能够更有信心地照顾认知症长者并享受工作带给他们的乐趣和成就感。

上海市第四社会福利院
张　婷

“SRV”康乐活动关爱认知症老人

——上海市嘉定区第一社会福利院认知症照护案例

一、案例背景

嘉定区第一社会福利院是嘉定区首家功能定位为服务“失智、失能、失独”老人，集医、护、养为一体的区级政府办福利机构，为长者提供医疗护理、康乐保健、心灵关怀、文娱养老等服务。院内目前住养的认知症老人有 85 人，约占总住养人数的 38%。我们通过入院评估及日常查房等措施发现，有轻度认知障碍的老人占总人数的一半多。针对认知症老人，康复技师主要开展群体康乐活动，包括益智类康复活动和康复操，从而维持他们现有的认知功能。针对轻度认知障碍老人，我院探索出了“SRV”康乐活动（S 是指社工，R 是指康复技师，V 是指志愿者）。

“SRV”康乐活动整合社工、康复技师、志愿者三者的力量，对轻度认知障碍老人进行早期干预。“SRV”康乐活动由院社工部牵头，社工是暖场担当，负责活跃现场气氛，鼓励长者挑战自我，召集志愿者；采购所需物资；开展活动记录及总结评估。康复师是专业担当，负责按康复评估情况将老人分类分组，制订群体康复方案，确定康乐活动形式；培训志愿者。志愿者是爱心担当，负责与社工、康复师一起开展康乐活动。在活动中，我们主要使用数字或动物拼图、七巧板、各类卡片等用具，对认知症老人的命名、抽象、逻辑思维等能力进行训练。

二、干预方式

（一）“SRV”康乐活动内容

1. 拼图训练：指导认知症老人完成拼图训练，通过增加所使用的拼图块数，逐渐增加难度。此训练可以针对逻辑思维能力稍弱的长者进行训练，从而提升他们的逻辑思维能力。

2. 命名训练：使用印有生活用品、动物、植物等的卡片（如下图），让长者反复地识别卡片或者通过对其功能形态的描述来进行辨认，每张卡片可以反复辨认 2—3 次，加深印象。此训练可以针对命名能力稍弱的长者进行训练，从而增强其命名能力。

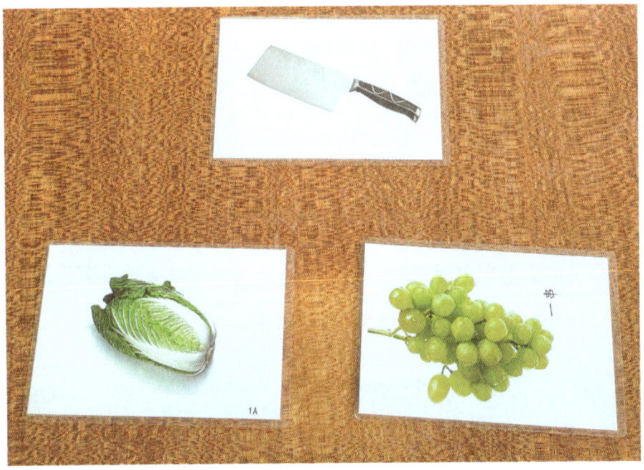

命名训练所用卡片

3. 定向能力训练：对长者进行空间、时间等方面的提问，让长者能区别上下、左右，知道自己所处的位置。除通过提问进行训练外，我们还可以借助器具，训练长者区分上下、左右。此训练可以针对定向能力稍弱的长者进行训练，从而增强其定向能力。

4. 记忆力训练：先将 3—5 张卡片（上面印有常见的水果、动物、日常生活用品等）放在长者面前，告诉长者可以看 5—10 秒并记住卡片上的物品，之后将卡片反盖，让长者说出所看到的物品名称或确认某一物品的位置。可以通过增加卡片的数目或将卡片打乱并反盖，逐渐增加难度。此训练可以针对记忆力稍弱的长者进行训练，从而增强其记忆力。

5. 抽象思维能力训练：指导长者对不同物品进行分类，例如在卡片中找出哪些是水果、哪些是动物等；指导长者说出各种类别并举出实例，例如：水果——香蕉或苹果、动物——猫或老虎等。此训练主要针对抽象思维能力相对薄弱的长者，改善其抽象思维能力。

6、计算能力训练：使用数字卡片（如下图），让长者说出计算结果，可由简单到难。此训练主要针对计算能力相对薄弱的长者，改善其计算能力。

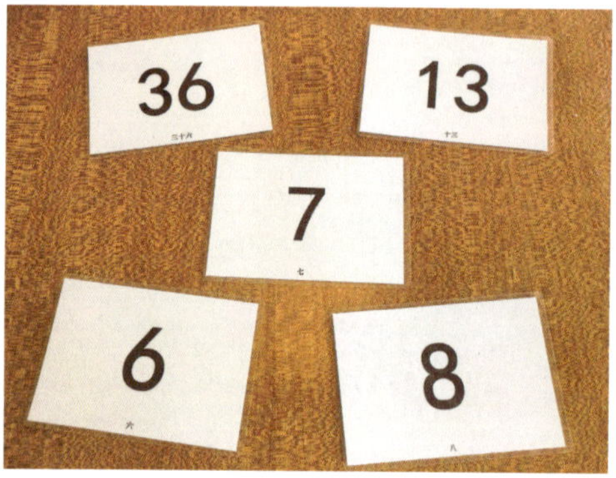

计算能力训练

（二）“SRV”康乐活动的具体操作

上述是“SRV”康乐活动中经常使用的训练方法，在每次开展活动时可以交叉使用各训练方法，每次使用时间为5—10分钟，训练总时长为30—45分钟，每两周一次。训练方法可根据长者认知功能中薄弱的部分进行选择。

三、干预效果评估

“SRV”康乐活动对轻度认知障碍老人的认知功能有一定的改善作用。通过观察，我们发现部分长者的逻辑思维能力逐步提高，这可以从拼图或七巧板的难度增加这一方面体现。此外，部分长者的命名能力也有了改善，能够准确说出图案内容。

为更进一步了解该活动对轻度认知障碍老人的康复疗效，我们选取了4位MMSE量表评分在21到26分之间的轻度认知障碍老人，在开展该活动前、活动开展4次、开展8次之后，分别使用MoCA量表进行评估。对数据使用方差和t检验进行分析（详见下表），根据分析可知，开展4次后与开展前相比：$t=1.73$，$p > 0.05$，差异无统计学意义；开展8次后与开展前相比：$t=7.00$，$p < 0.01$，差异具有显著意义；开展8次后与开展4次后相比：$t=5.00$，$p < 0.05$，差异具有统计学意义。

MoCA 评分的比较

开展前	开展4次后	开展8次后
（19.25+1.50）	（19.75+1.71）	（21.75+1.83）

研究表明，通过“SRV”康乐活动能够有效改善长者的认知能力，提升长者的逻辑思维能力、计算能力、定向能力等，但记忆能力并没有明显的提高。

四、案例总结

通过“SRV”康乐活动的长期开展，我们发现在活动过程中需注意做到因人而异、适时调整，从而提高长者参与活动的积极性。具体来说，在“SRV”康乐活动开展前，我们需要对长者的认知能力有初步的了解，从而为不同认知能力的长者选择不同难度的用具。对于初次参加活动的长者，我们可以选择中等难度的用具，并根据长者完成情况及时调换用具。在开展“SRV”康乐活动时，我们需要时刻注意长者的动态，当长者遇到困难时及时提供引导和帮助，适时地调整、更换用具，避免长者对训练内容感到乏味从而失去兴趣。

“SRV”康乐活动整合社工、康复师、志愿者三者力量，紧密配合，从不同的角度发挥作用，有效改善了轻度认知障碍老人的认知能力。

上海市嘉定区第一社会福利院

殷逸琳

爱米粒认知症家属互助会

——认知症家属互助模式的探索和实践

爱米粒认知症家属互助会由认知症家属林曙颖女士发起，在上海剪爱公益发展中心的支持下，于 2018 年 6 月正式成立。这也标志着上海首个由家属作为首倡发起人的认知症群体互助组织正式起航，开始了认知症家庭互助模式的探索和实践。

一、缘起

林女士的母亲在认知症发病前患有严重的抑郁症，之后认知功能障碍引发的混乱给家庭带来了巨大的影响，但经过全家人的努力，她的病情终于得到了有效的控制，家庭也回归到原来良好的生活状态。

在与认知症抗争的过程中，林女士作为负责直接照顾的家属，深刻体会到认知症家属的艰难处境。因此，她很愿意作为发起人成立一个家属互助会，让更多有着同样处境的家属能够抱团取暖，互相支持。在和上海剪爱公益发展中心的创始人汤彬主任深入交流和沟通之后，林女士怀着忐忑的心情，在剪爱公益的鼓励和支持下，终于鼓起勇气，下定决心要创立第一个认知症家属互助组织。2018 年 6 月 29 日，爱米粒上海认知症家属互助会在长寿路街道正式成立。

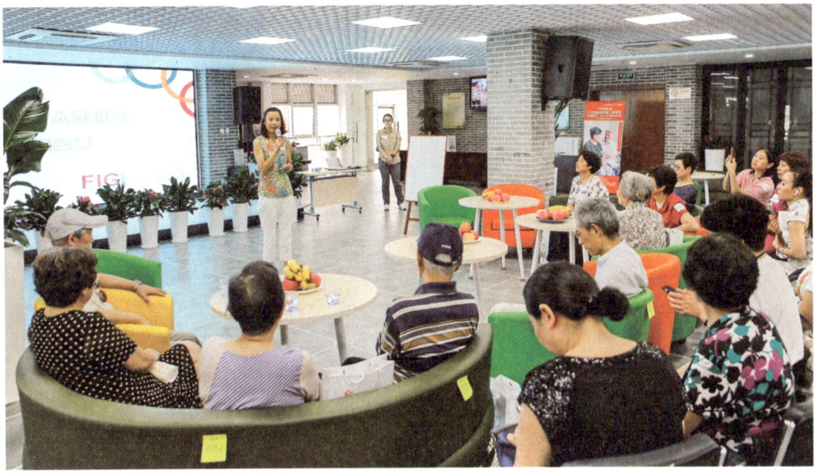

2018 年 6 月 29 日，爱米粒认知症家属互助会成立现场

二、发展

互助会发展之初，除了剪爱公益的支持外，还得到一位英国认知症专科护士珍妮（Janine Lane）的专业指导。在珍妮的帮助下，爱米粒家属互助会确定了每

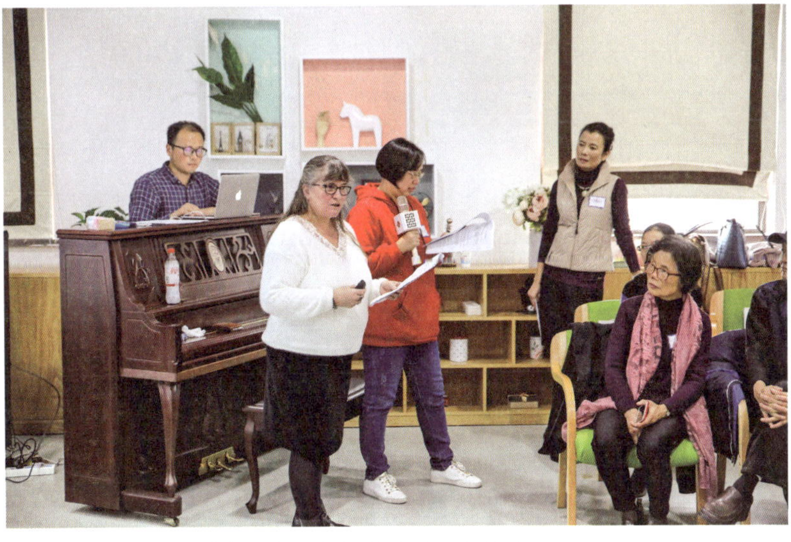

互助会现场，英国护士珍妮在提供专业指导

月第三个星期六是互助会的家庭日。每到这天，来自各地的认知症家属们聚到一起，邀请专业医护人员到现场进行专题分享，家属互相交流照顾经验。通过这些聚会，家属间的凝聚力在逐渐形成，抱团取暖的力量影响着家属照顾者的日常。

作为患者家属组织和支持性平台，互助会不仅引入更多的专业资源，邀请专家医生、照护专业人员、营养师、律师、心理咨询师、情绪疗愈师、运动康复师等相关专业人员提供多方位的专业支持，同时也对家属照顾者给予关心与支持。林女士作为感同身受的家属和情绪疗愈师，在线上和线下为家属舒缓情绪压力。有近半的家属在与她进行交流沟通后表示，自己的精神状态有了改观，渐渐地，对爱米粒家属互助会也产生了更大的信任。

除了上述工作，互助会还积极对接专业认知症照护机构，让家属可以现场了解机构的专业照护服务。当然，最宝贵的经验来自家属自身的经历。互助会开设了家属专题分享会，让家属分享自己的心路历程，如何越过从居家照顾到安排进机构照顾过程中心里不舍的这道坎，给予其他家属们启发。因此，互助会的工作也获得很多同伴的肯定。

2020 年初，由于疫情致使线下活动开展受到限制，互助会开展线上分享活动，邀请华山医院的黄延焱教授多次为家属进行认知症睡眠、营养、饮食等专题分享，并根据家属的反馈开设认知症心理舒缓减压小组。目前互助会线上社群已聚集 300 多个家庭，累计开展了 34 场各种形式的家属团体活动。

2020 年开始，在发起人林女士的带领下，由专业康复师以及养老从业人员等志愿者们参与组合，通过走访众多家庭积累的经验，逐渐形成家属间互助支持培训课程，目的是让家属们经过学习，走进其他伙伴的家庭，除了传递关爱，更在互访过程中拓展认知症照护知识，帮助他人的同时提高自己，真正实践互助效能。

三、社会资源联动

《忘不了餐厅》综艺节目的播出让更多人开始关注和了解认知症这一疾病。该节目第二季录制结束后，在上海保留下忘不了茶餐厅，并招募轻度认知障碍长者店员。互助会推荐了五位长者成功应聘，每周在餐厅参与日常服务。2021 年 5 月，爱米粒认知症家属互助会和忘不了餐厅上海店合作，设立“爱米粒认知症家属互助驿站”，每月定期开展家庭支持活动。

在四年多的发展过程中，爱米粒认知症家属互助会的事迹得到多家媒体的报道，越来越多的家属通过新闻报道、医院、亲友介绍、社区等渠道联系并加入互助会。以家庭互爱互助为特色，为认知症家庭发声的互助会，是上海老年认知障碍友好社区建设进程中极具价值的探索实践，也是认知症社区非正式照护的重要内容。

上海剪爱公益发展中心

汤　彬

让沉默的少数不再沉默

——医养结合社区认知障碍照护模式探索

2020 年 5 月，虹口区江湾镇街道推出了《江湾镇街道认知障碍友好社区试点推进方案》，上海赤峰医院作为项目承接单位之一，会同作为督导方的上海知耆乐企业管理有限公司（以下简称“知耆乐”），在江湾镇第三市民驿站、第五市民驿站开展社区认知障碍预防与干预工作。上海赤峰医院成立于 1990 年，是经上海市卫健委核准成立的非营利性综合性医疗机构，至今建院已有 31 年；始终坚持“以病人为中心，以科技兴院为发展目标”，坚持以一流的技术、一流的设备、一流的环境、一流的服务竭诚为广大患者（尤其是老年患者）的健康保驾护航。“知耆乐”专注于中国长期照护服务能力提升，从创始团队到公司成员都秉承尊重生命、服务创新的原则，面向长期照护领域社区、居家、机构各养老服务场景提供从照护技巧到工作方法、从管理工具到运营标准化等行业赋能服务与支持。

项目整合各类资源，搭建了“医养结合社区认知障碍预防与干预项目组”，建立了认知障碍标准化照护路径（见下页图），涵盖认知障碍理念宣教、前期筛查、居家照护、日间干预、服务转介等，通过实践初步探索了“医养结合社区认知障碍预防与照护模式”（以下简称“医养结合照护模式”）。

一、医养结合照护模式的理念

医养结合照护模式基于以下核心理念开展认知障碍照护工作：以“以人为

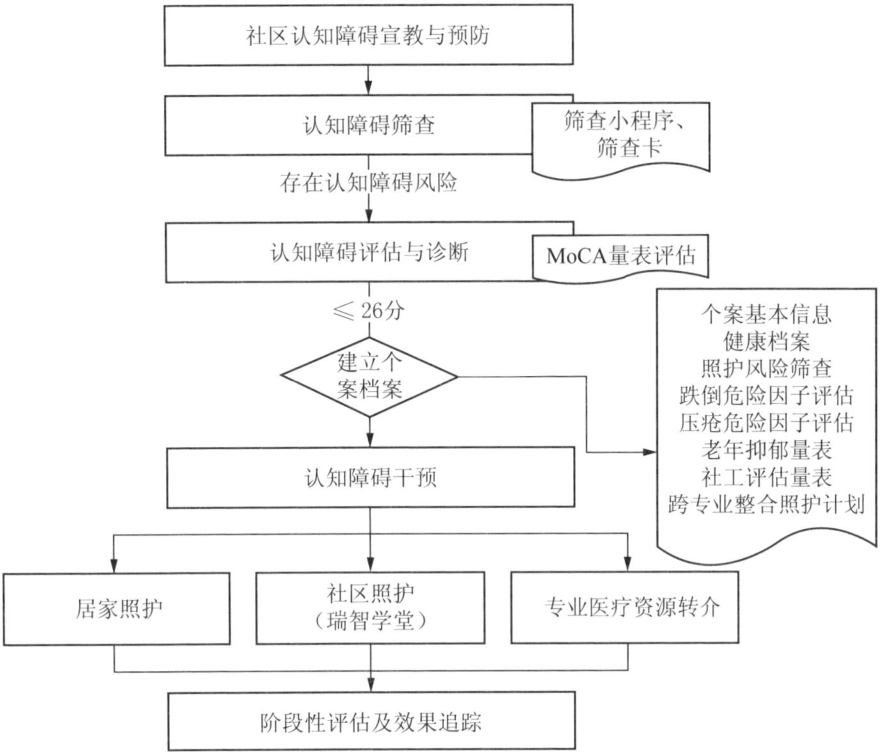

医养结合社区认知障碍照护路径

本”为基础态度，以“现实导向”为核心，以“辅疗小组活动”为干预方法。其中，“以人为本”指的是一切服务以长者为中心，“现实导向”是一种用以协助长者处理认知和记忆力衰退问题的技巧，借由持续并反复地提醒认知症患者，以增进其与环境的互动，协助他们重新学习周遭的事物，改善他们回应和处理周遭环境的应变技巧，以增加他们的信心并且减少问题行为的发生，让他们更容易处理日常生活上的各种活动（James Folsom，1958）。“辅疗小组活动”指的是一种仅需要少许人力即能达到特定效果的小组活动，活动成员可依照活动性质分为5—7人或15—20人的小组，经由系统培训过的活动带领者，通过学习引导技巧，运用活动道具丰富成员的生活，增进他们的人际互动，以达到延缓参与者认知功能退化的目的。

二、医养结合照护模式的实施过程

实施过程主要分为四个阶段：第一阶段为日间照护环境营造，第二阶段为落实“医养结合社区认知障碍照护四部曲”，第三阶段主要对家庭照护者的需求进行调研，第四阶段为营造友善江湾社区。项目自 2020 年 6 月起，针对日间照护环境营造提供建议方案，同时，根据医养结合照护模式积极开展了认知障碍筛查及辅疗活动干预工作坊。7 月至 10 月，开展带教及督导工作，培训康复科团队及驿站工作人员为辅疗活动干预活动带领者。为了更有目的地帮扶家庭照护者，设计调研问卷，并提出后续开展活动的参考建议方案。最后，制作《江湾镇街道向日葵认知障碍》宣传手册，使社区居民、组织能够科学了解认知障碍，共同营造友善江湾社区。

三、让沉默的少数不再沉默

（一）案例背景

徐老师，男，79 岁，患有糖尿病与高血压，与妻子同住，MMSE 量表得分为 22 分，属于轻度认知功能障碍。徐老师的妻子通过我们宣教与筛查的活动得知，驿站内即将开展的“瑞智学堂——认知障碍干预小组活动”对徐老师会有所帮助，因此主动报名参加活动。2019 年，徐老师在上海第一人民医院确诊为阿尔茨海默病，这对徐老师一家犹如晴天霹雳。他病情严重时忘记关闭家中煤气、出门找不到回家的路……而这些因认知障碍而出现的问题行为无形之中加重了家庭的照护负担。

（二）医养结合照护计划制订

经跨专业团队（上海赤峰医院护士及康复师）评估，徐老师为轻度认知障碍，符合认知障碍友好社区项目干预对象要求，因此依据其生理、心理及社会互动需求，制订以下跨专业整合照护计划。

1. 目标

（1）以“现实导向疗法”为核心，加强徐老师对时间、空间的现实感。

（2）与家属沟通，通过赋能的方式提升徐老师处理日常生活事务的能力。

（3）通过“瑞智学堂——认知障碍干预小组活动”，从体适能、活跃大脑、营养饮食三方面延缓其认知功能衰退。

2. 措施

（1）持续与徐老师及其妻子讨论记忆缺失的情况与问题。

（2）鼓励徐老师及其妻子一同参与“瑞智学堂——认知障碍干预小组活动”。

（3）鼓励家属陪同徐老师进行适度的活动和体育锻炼，积极参与户外活动。

（三）资源链接

为延缓及改善徐老师记忆力衰退的问题，降低家庭照护者的压力，驿站工作人员担任了资源链接者的角色，为徐老师联系到社区认知障碍资源（瑞智学堂——认知障碍干预小组活动）、老年兴趣活动资源、赤峰医院专业医疗资源、家庭照护者支持资源等。

1. 瑞智学堂——认知障碍干预小组活动

干预期限：2020 年 8 月至 11 月。

干预频率：每周一次，每次活动一小时，共计 12 次。

瑞智学堂三大干预主题

	营养饮食	体适能	认知训练
干预内容	通过宣教、茶话会及实际操作的方式，科普地中海饮食对认知障碍的预防作用。 • 地中海饮食 • 预防认知障碍的食物 • 认知障碍保健料理 • 喝水与认知障碍预防	通过简易的锻炼工具及日常生活方式，针对不同护理级别的长者设计不同难易程度的训练活动。 • 肌力训练 • 柔软度与伸展训练 • 心肺功能训练 • 音乐律动	通过活动设计与游戏互动的方式，使用安全、有趣的辅疗活动工具包。 • 反应力训练 • 注意力训练 • 逻辑力训练
干预目的	可以抑制血栓，达到保护心血管的效果，有助于达到认知障碍早期预防的目的	脑啡肽分解 β- 淀粉样蛋白，达到延缓失能目的，有助于降低跌倒的发生概率	丰富长者日常活动，适当刺激脑部活动，可维持或改善长者失智、失语、失行等症状

2. 社区老年兴趣活动资源

由于徐老师及其妻子有舞蹈基础，且徐老师的妻子也希望多带徐老师参与社

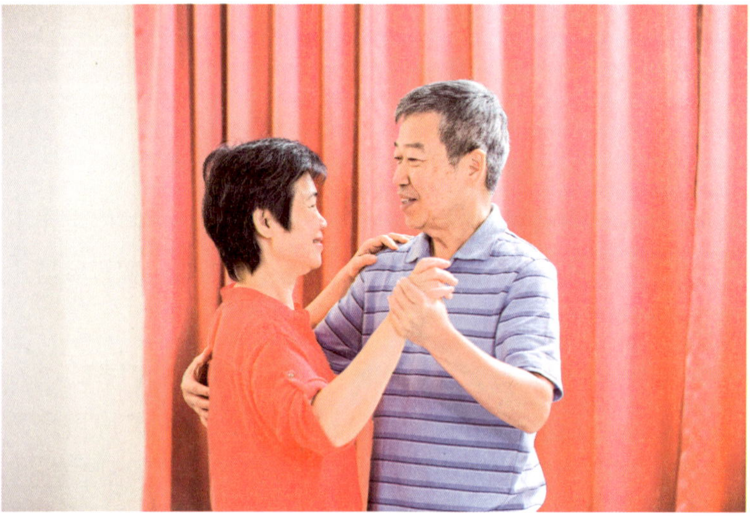

参与社区兴趣班

区团体活动，增加徐老师的社会互动。因此，驿站工作人员提供了社区相关的兴趣班资源，如舞蹈团体教室、社区唱歌班、书法班、手机教学班等，并鼓励徐老师及其妻子一同参加。

3. 上海赤峰医院专业医疗资源

徐老师本身患有高血压、糖尿病等慢性疾病，于 2019 年确诊阿尔茨海默病后，不仅服用医师开立的处方药，还积极地了解市面上对认知障碍有帮助的保健食品。上海赤峰医院拥有专业的医疗团队，驿站工作人员协助他们联系护士及药师，为其提供药物咨询的服务；且驿站每天都安排了康复师驻点为社区长者进行康复，徐老师在此获得了优质的康复治疗服务。

4. 家庭照护者支持资源

医院跨专业照护团队与徐老师的妻子进行了沟通，期望她可以通过鼓励及支持的方式，尝试让徐老师独立完成日常生活活动，以赋能的方式增加其自我实现需求的欲望及价值感。

同时，照护团队也为徐老师的妻子提供了家庭照护者照护指南，期望能降低她在日常生活中的照护风险及照护负担。

（四）反馈

在三个多月的干预期间，徐老师及其妻子积极参与瑞智学堂开展的每一次活动，是小组活动中参与率达百分之百的成员。在瑞智学堂老师的帮助下，徐老师能够认真做好现场布置的每一项任务。此外，驿站举办的各项活动，他在家属的鼓励下都会积极参加。干预活动改善了徐老师长久以来不与人沟通的习惯，现在的他有时也会说说笑笑，社交能力大有改观。

四、结语

医养结合照护模式为共同推动项目实施层面的“医养结合”夯实了基础。在该工作模式实施的过程中，医院的医疗团队充分参与项目工作，在开展上述案例跨专业整合照护计划研讨会的过程中，医院的专科医生、康复医生、护理主任在厘清高风险问题及问题行为的导因梳理中，给予了项目组极大的专业支持；在辅疗小组活动中，康复师在掌握了小组工作方法与技巧后，以极强的专业能力带领小组活动，在提升长者生活能力方面效果显著。作为督导的“知者乐”将国际上成熟的认知障碍预防和干预理念、方法与上海赤峰医院的医疗资源优势相结合，取得了良好效果。江湾镇医养相互赋能的跨专业整合照护模式有效提升了项目的工作成效，各种社会资源的有效整合助力认知障碍预防和干预工作取得进一步的成果。

上海赤峰医院
上海知者乐企业管理有限公司
陈瀚平

认知症全程管理

——宁阳认知症日托与金福居敬老院无缝对接

塘桥街道作为一个老龄化程度较高的社区，在综合为老服务中心开展了许多为老服务项目，其中就有宁阳认知症日托。为了使宁阳日托的日常活动更适于认知症老人，综合为老服务中心邀请专业提供认知症照护的上海金福居敬老院照护团队具体承办相关事务活动。

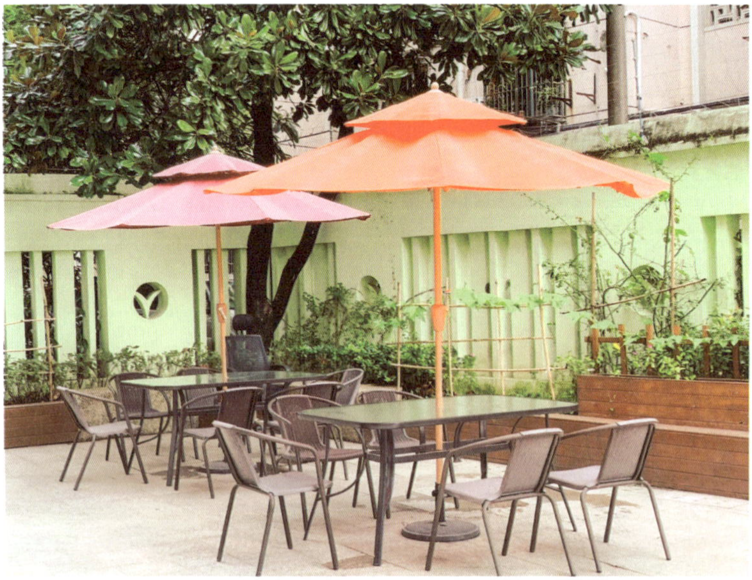

富有老上海味道的庭院设计

一、胡医生来宁阳日托了

在宁阳日托招收的几位认知症老人中，有一位老人退休前是医生，他对自己的职业感到很自豪和满足，因此日常喜欢大家称呼自己“胡医生”。

2020 年 5 月，胡医生在上海精神卫生中心医院被诊断为混合性痴呆（伴幻觉、妄想状态）。2020 年 8 月，胡医生家属为其申请加入塘桥街道宁阳日托，9 月又进一步被诊断为帕金森综合征型痴呆。当时胡医生尚能自己拄拐杖行走，自主进食，在老伴吴女士的帮助下按时服药，有时会情绪不稳定，少言不爱动。儿子担忧父亲在家中感到失落无趣，便想让父亲参与集体生活，融入同龄人，这样也便于照顾，让母亲省心。参观体验了几家机构后，儿子选择了专门招收认知症长者及陪同家属的宁阳日托。

宁阳日托的专业人员于 2020 年 9 月为胡医生做了 MoCA 评分，得分为 5 分。MoCA 评估进一步显示，其视空间与执行能力、注意与集中、语言、抽象思维及延迟记忆均严重受损，定向力有一定程度受损。宁阳日托的社会工作师又安排了和其基本照护人吴女士的访谈。

吴女士介绍了丈夫曾经的兴趣爱好。他过去喜欢看书读报、游泳跑步，还爱整理打扫房间，但是现在对这些越来越不感兴趣，人懒得动了。吴女士说起这些时带着一丝笑意又有点忧伤，感叹罹患认知症让人的变化太大，以前很温和客气的人变得会发脾气了，经常像小孩子一样。

胡医生在生活上很依赖妻子，刚来日托时，一不见吴女士，就会喊吴女士的名字，若吴女士许久未回应他，就会追问旁人吴女士去哪里了。为了让胡医生尽快融入集体生活，吴女士每天陪他一起来宁阳日托。尽管胡医生当时状态尚可，但吴女士一离开，他就觉得很不安。鉴于这一情况，社会工作师建议多鼓励夸奖胡医生做一些简单的、力所能及的家务事，引导他与别的长者多交流，多表达自己，尽可能打开他与外界的沟通。在日托时，胡医生的情绪基本稳定，待人接物也挺客气。

二、为胡医生开的良方

（一）重返集体生活

为了有效控制和缓解认知障碍的发展，非药物干预的手段是很有必要的，尤其是有质量的社交活动以及有氧运动。

吴女士一直对此持积极态度，经常和工作人员一起鼓励胡医生，想办法让他与其他长者共同描摹书法、夹弹珠、拼拼图、做简单的手工活动等。在一些简单的生活小事上让胡医生尽量自己独立完成。刚开始胡医生总是推辞说自己不行或不会，但在大家持续鼓励下，他渐渐尝试起来，效果还不错。随着习惯与日托的工作人员及其他认知症长者和家属们聊天，胡医生参加活动的时间越来越长，逐渐能接受吴女士“走开”一会儿了。

（二）“玩”转康复训练

宁阳日托的工作人员为胡医生制订了康复训练计划，由来自上海金福居敬老院的专业康复治疗师进行评估和指导。康复治疗师的评估显示胡医生需增强肩关节活动度、提高下肢肌力、改善平衡能力。为了改善肢体功能，延缓认知功能进一步减退，康复训练师为其制订了个性化的康复锻炼方案。

宁阳日托的活动主要有康复训练、家庭支持、节庆联欢会和益智手工活动等。胡医生逐渐开始旁听大家聊天，偶尔说两句，还会和其他长者一起做训练，虚心接受夸赞。一次重阳节活动上，胡医生还和大家一起踢皮球、接豆包、鱼竿钓奖品，玩得不亦乐乎。在“玩”上，胡医生将医生的专注和自信发挥得淋漓尽致，踢皮球时脚上动作小心翼翼，力求精准把握角度；接豆包时全神贯注，眼神中充满能接住每一个豆包的信心；鱼竿钓得奖品时成就感满满，笑得灿烂。看到胡医生这么好的表现和状态，吴女士满是高兴和欣慰。在吴女士的陪伴下，胡医生几乎每天都风雨无阻地来到宁阳日托，在家人及日托工作人员提醒协助下进行康复训练，和大家一起做健康操、小游戏。

（三）治愈、疗养的疗愈花园

2021 年 2 月下旬，胡医生因身体不适住院，但出院后他行走困难，言语表达欠流利，进食、个人卫生等均不能自理，需他人帮助。为了更好地休养康复，胡医生入住金福居敬老院的疗愈花园——金福居创始人专为认知症老人设计的认知症照护区域。

疗愈花园的设计将安全性、趣味性、活动性融合在一起，帮助长者放松身心，减轻压力，安心有尊严地生活。园内设有一条简单明了的游赏道路，外围有高度足够的边墙及围护栅栏，还设有无障碍设施，方便行动不便的长者活动，更有老树、枯山水、安全无伤害性的花卉植物、可爱的油彩动物摆件、勾起人们旧时记忆的水井及草棚造型的景观设施等。胡医生入住疗愈花园后感到放松舒适，且不少工作人员都是他在宁阳日托中见过的“熟人”，完全没有陌生感。

不过夜晚时分，胡医生还会睡不安稳，经常起夜。塘桥街道综合为老服务中心的领导了解到相关情况后，也非常关心胡医生的情况，多次来金福居敬老院探望，让胡医生一家都深切感受到一条贯穿社区与机构的认知症全病程管理的“线”。

胡医生白天由专业护理人员疏导，一起参加同区长者娱乐活动，晚上接受护理人员精心看护，顺利适应了新的环境。

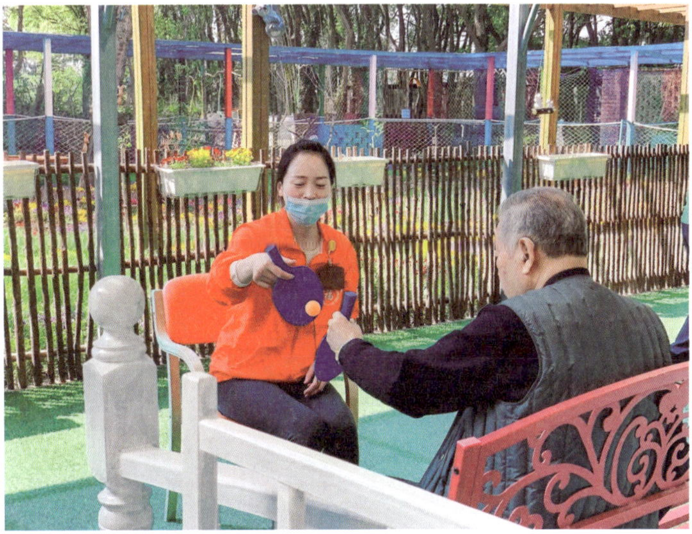

护理人员陪伴胡医生进行乒乓小锻炼

为了更好地维护胡医生的身体及认知功能，金福居安排了康复医生为他诊断情况并开具处方。目前，胡医生在康复治疗师及妻子吴女士的鼓励督促下，每周进行 5 次康复训练，包括运动疗法、作业疗法、平衡功能训练等治疗，平衡及步行能力都有了一定的进步。

上海金福居敬老院

许永春

遇见生活，遇见美好

——“生活工坊”认知干预项目

在认知症照护的日常工作中，常有人将认知症比作脑功能的“癌症”。受困于认知障碍的长者们的人生宛若被按下倒退键，自患病的那一刻起便在遗忘中与这个世界开始了一场漫长的告别。随着社会老龄化程度加剧，认知障碍长者的照护工作也成了诸多养老机构运营过程中的难点与痛点。

自 2015 年起，上海中福会养老院社工部便开始针对院内患有认知症的长者们设计了一系列的群体康乐活动，通过集中式的认知干预活动帮助他们维系身体机能、延缓认知衰退，提高生活质量。在实践与探索的过程中，我们发现认知干预的训练与游戏对于轻度认知症长者的唤起效果比较明显，能够帮助这些长者在社工与护理人员的引导下积极参与，得到锻炼并获得乐趣。而对于中度及以上认知障碍的长者们，由于记忆力、理解力、定向力及判断力大幅减退，他们既无法理解与判断训练和游戏规则，也无法顺利地操作与运用我们所准备的道具，在康乐活动中常常维持着神情淡漠、态度消极的状态。

为了更好地促进他们的参与，工作人员往往需要耗费大量的时间与精力“一对一”“手把手”地带领他们，这不仅可能触动长者的抵触情绪，也给机构照护人力的投入带来巨大的压力。对于这些已经或逐渐丧失应对生活挑战能力的长者们，无法胜任康乐活动中“新任务”的挫败感，会进一步加剧他们不自信、消极的负面情绪。

美国心理学家阿奇利（Atchley）的持续理论认为，当个体面对不同人生阶段的过渡或生活中的重要改变时，倾向于以过去的经验应对和解释现有的改变。老年人习惯于通过回忆过去，运用熟悉的知识、技能和策略形成稳定的行为模式以应对老化。由此，我院社工部特别将中度及以上认知障碍的长者们在群体康乐活动中进行了分组、分区，并设立了“生活工坊”的项目，旨在通过还原生活化的场景、训练，帮助长者们唤醒并提取过往生活中熟悉的技能记忆，启动身体的机能。让长者们在完成力所能及的生活化任务中重塑自尊，提升自我认同感，释放压力，舒缓不良情绪。

一、“生活工坊”项目的设计原则

（一）“请您帮帮忙”

“请您帮帮忙”是“生活工坊”活动设定的“背景”与重要“台词”。我们为参与的长者们假设了这样一个场景：养老院中总有一群爱“捣乱”的员工，弄错了我们护理员刚清洁好的鞋子与袜子，打翻了厨房盛放各种豆子的餐盘，打乱了后勤师傅保管的锁和钥匙……请您帮帮忙，帮我们一起整理鞋袜，把混乱的豆子分开，帮每把锁找到正确匹配的钥匙。又或者是食堂人手不足，有一批新到的毛豆来不及剥，有一大包芝麻来不及磨，有一大堆面皮来不及擀……请您帮帮忙，帮我们一起为食堂剥个毛豆，磨个芝麻，擀个面皮。在“请您帮帮忙”的语境下，即使是中度认知障碍的长者也能被激发并增强参与的动机，提升价值感与自我效能感，获得更积极的体验与乐趣。

（二）“极简化”

“极简化”是“生活工坊”项目设计的另一个重要原则。无论是活动道具，还是活动规则与流程，都遵循化繁为简的原则。从生活中汲取灵感，在生活中寻找主题，用最简单、直接的方式呈现在活动中，表达活动的目标与诉求。这种“极简化”的体现，很大程度上减少了长者在参与过程中的心理压力，增强了应对的信心，提升了自尊的水平，同时也减轻了工作人员的照护压力与人力成本的投入。

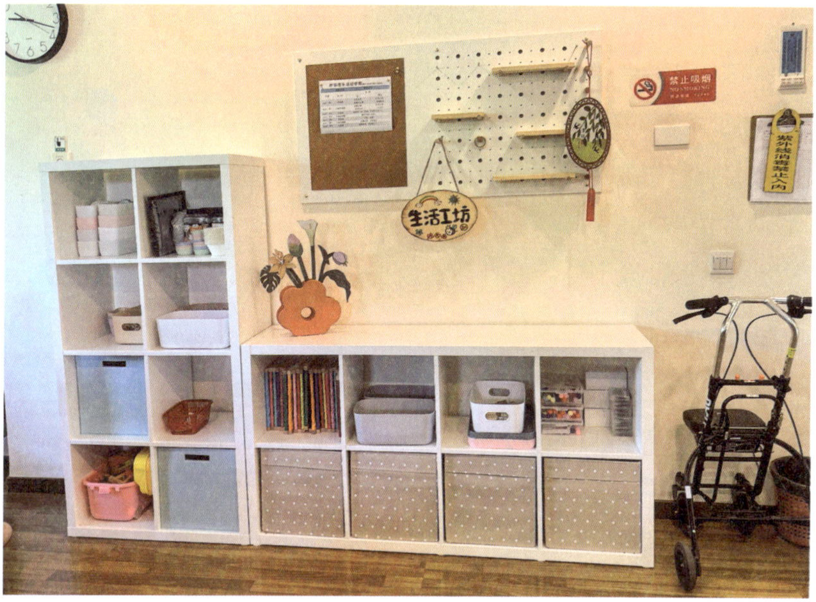

“生活工坊”活动室一角

		健身活动	群体康乐	
时　间		9:00	9:20	
			组 1	组 2
03.29	周一	手指操	思维训练：破译车牌	生活工坊：能工“锁”匠
03.30	周二	大脑保健操	艺术治疗：清明节气手工挂盘	生活工坊：手工糖
03.31	周三	手指操	樟树湾“微”党课：党史听书会（1）	
04.01	周四	大脑保健操	思维训练：数字大搜索	生活工坊：分豆子
04.02	周五	手指操	音乐治疗：大家一起唱	
04.03	周六	大脑保健操	协调训练：汉字描红	
04.04	周日	手指操	周末影院：《智取威虎山》（上）	

群体康乐活动及生活工坊一周安排示例

二、"生活工坊"活动示例

（一）鞋子"对对碰"

1. 活动材料：帆布鞋、彩色鞋带。

2. 活动步骤：

（1）所有帆布鞋取下鞋带后打乱，放于长者面前；将彩色鞋带打乱，同样放置于长者面前。

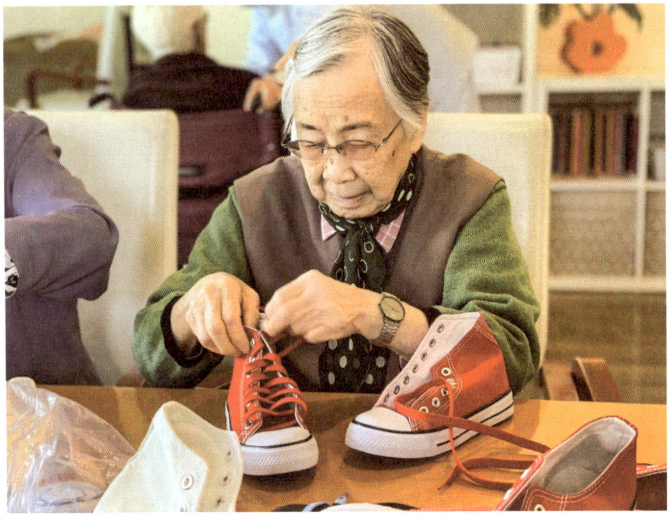

鞋子"对对碰"

（2）让长者将帆布鞋配对，并选择鞋带，为鞋子穿好鞋带后打结。

鞋子"对对碰"活动选用了看似相同却又有着不同点的帆布鞋：同种颜色的款式不同、同种款式的尺码不同、同种尺码的颜色又不相同。长者在比对的过程中，对形状、颜色、大小的认知都得到了锻炼。色彩对比强烈的鞋带，能对长者的视觉产生刺激；圆形与扁形两种鞋带，能让长者在触觉上有不同的体验；而挑选鞋带搭配不同款式、颜色的帆布鞋，亦是对个人审美的一种发挥。穿鞋带并打结的动作激活了脑中程序性的动作记忆，巩固了生活技能，适当锻炼了手部肌群力量与协调性。

在过去的群体康乐活动中，我们总是习惯性地采用康复辅具或引入婴幼儿玩具作为穿线等训练的道具。然而中重度认知障碍的长者可能并不理解或认可这样的方式，需要工作人员不断指导、演示，来强化长者的认知才能达到调动他们训练的目的。受限于认知症患者短时记忆功能的缺损、注意力及执行力水平的下降以及心理层面的不认同与抗拒，最终总是出现“罢工”“敷衍了事”或者是“不得章法”的情况。鞋子“对对碰”活动以帆布鞋为道具，触发长者脑中“鞋子需要穿鞋带”的固有认知，不仅能够顺利推进训练的进行，还将自主权转交至长者手中，发挥他们的能动性。

（二）翻滚吧，磁带！

1. 活动材料：磁带、不同粗细的笔。

2. 活动步骤：让老人尝试用不同的笔卷动磁带，并将磁带顺利从 A 面手动倒至 B 面。

院里一位长者曾说：“为了节省电，当年可没少用什么笔啊、发卡啊卷过磁带，‘哗啦哗啦’一会儿我就能卷一个面。”长者的话让社会工作者得到了启发，磁带这样充满怀旧气息的物品能够很好地唤醒长者们遗失在记忆角落中的情感和联想。磁带不仅承载着数字时代变迁的轨迹，也承载着长者们过往生活的回忆。

在“翻滚吧，磁带！”活动中，我们准备了粗细不同的各种笔，作为卷动磁带的“工具”，而实际上只有两种笔在粗细上适宜插进磁带孔来翻卷磁带。长者尝试用笔卷动磁带时，通过探索“磁带”与“笔”两者间的联系与作用，激发了探知欲，活跃了思维。此外，手指运用笔来转动磁带的动作技巧也调动了手眼脑的协调机制，充分锻炼了他们的精细动作。

卷磁带也不失为一种调节情绪、排解压力的解压活动。院内的 G 奶奶在房间调整至护理楼后，一直处在紧张、焦虑的情绪中，在群体康乐活动中也总是表现出神情严肃、心事重重、缺乏兴趣的样子。当我们邀请 G 奶奶参加“生活工坊”卷磁带的活动时，G 奶奶先是迟疑地看了看桌面上的磁带与笔，然后似乎是想起了什么，便主动开始摸索了起来。掌握“窍门”转动了磁带后，G 奶奶舒展开一直紧锁的眉头，慢慢露出了笑容，甚至还自己玩出了“花式”转法。看到 G

奶奶玩得如此尽兴，社会工作者也“慷慨”地让她将磁带和笔带回房间，想卷的时候尽情发挥。活动结束后，之前一直有些“高冷”的G奶奶还特地推着助行器赶到电梯口，向社会工作者表达了谢意。

三、总结

我院通过持续不断地完善、丰富活动项目，为中重度认知障碍的长者们打造了友善的认知环境，并提供了专业的支持。在“返璞归真”的“生活工坊”中，长者们或许并不能完成多么令人赞叹的作品或是有多么杰出的成果产出，然而他们依旧是生活中最真实的“匠人”。我们将继续陪伴并带领他们一起穿越记忆的长河，触摸生活，找回自我，遇见美好！

上海中福会养老院
邵文桦

本书由上海开放大学
“上海养老服务从业人员培训-养老服务系列读本开发出版”项目
资助出版

图书在版编目（CIP）数据

上海市认知症照护优秀案例集 / 徐启华主编. — 上海：上海教育出版社，2023.3
ISBN 978-7-5720-1917-3

Ⅰ. ①上… Ⅱ. ①徐… Ⅲ. ①阿尔茨海默病 - 护理
Ⅳ. ①R473.74

中国国家版本馆CIP数据核字(2023)第044560号

责任编辑　戴燕玲
封面设计　毛结平

上海市认知症照护优秀案例集
徐启华　主编

出版发行　上海教育出版社有限公司
官　　网　www.seph.com.cn
地　　址　上海市闵行区号景路159弄C座
邮　　编　201101
印　　刷　上海普顺印刷包装有限公司
开　　本　700×1000　1/16　印张 10.75
字　　数　163 千字
版　　次　2023年3月第1版
印　　次　2023年3月第1次印刷
书　　号　ISBN 978-7-5720-1917-3/G·1723
定　　价　59.00 元

如发现质量问题，读者可向本社调换　电话：021-64373213